イラストでわかる

せん妄《もう》・認知症ケア

家族の様子がおかしいと感じたら

川畑 信也 著 八千代病院 神経内科部長 愛知県認知症疾患医療センター長

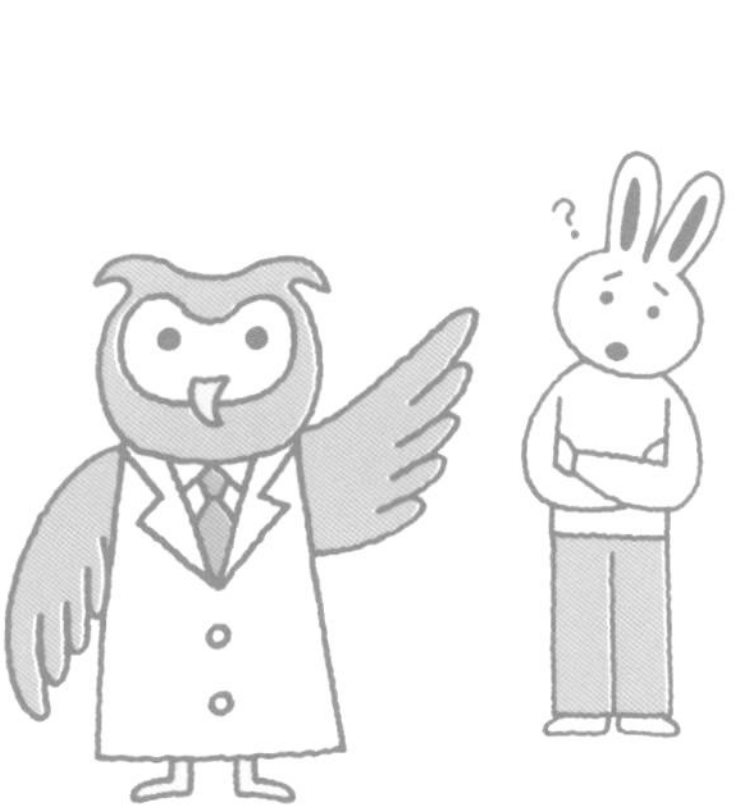

法研

はじめに

「せん妄」という言葉は、多くの読者にとっては聞き慣れないものかと思います。また、せん妄は入院患者さんにみられることが多いことから、家族がその状態を直接目撃することは少ないのではないでしょうか。しかし、高齢の方や認知症患者さんには、入院をきっかけにしばしば出現するものです。認知症とせん妄は、症状が似ていることからしばしば間違えられることもあります。認知症患者さんにせん妄が合併することもよくあることです。

そこで本書は、せん妄と認知症に関して知っておきたいこと、介護を進めるうえでの困った状態への対応などをおもな内容として、全体を3部構成にしています。第1章ではせん妄に関する解説、第2章ではせん妄と症状が似ている認知症についての知識、第3章では実際の介護の場面で家族が困る症状・状態に対する対処のしかたについて、事例を通して解説しています。

せん妄や認知症に罹患《りかん》した患者さんの介護で重要なことは、病気について正しく理解すること、そして上手な介護、適切な対応をどれだけ行うことができるかに尽きるといえます。せん妄は、初期の段階で適切な対応を行うことができれば速やかに改善・回復することが期待されます。アルツハイマー型認知症をはじめとする認知症は、現在の医学では根本的な治療が難しいとされています。しかし、上手な介護、適切な対応をすることで認知症症状の進行を抑えることができるとされています。

本書が、せん妄や認知症が進展している患者さんを介護する家族の一助になることを希望しています。

もくじ

第1章 「せん妄」を正しく理解する

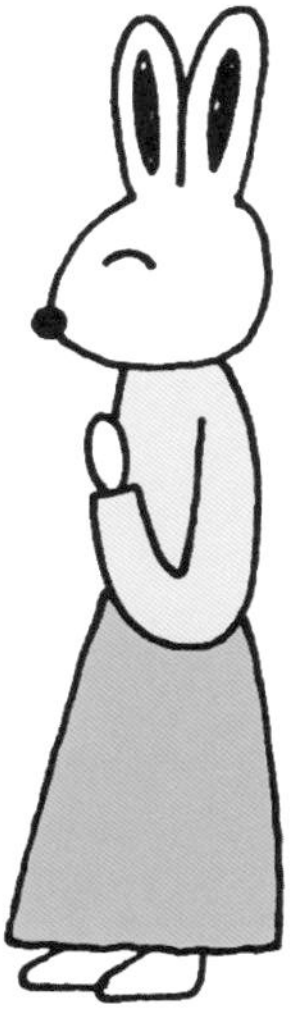

第2章 症状がよく似ている「せん妄」と「認知症」

第3章 実際に現れる症状とその対処法

第1章

「せん妄」を正しく理解する

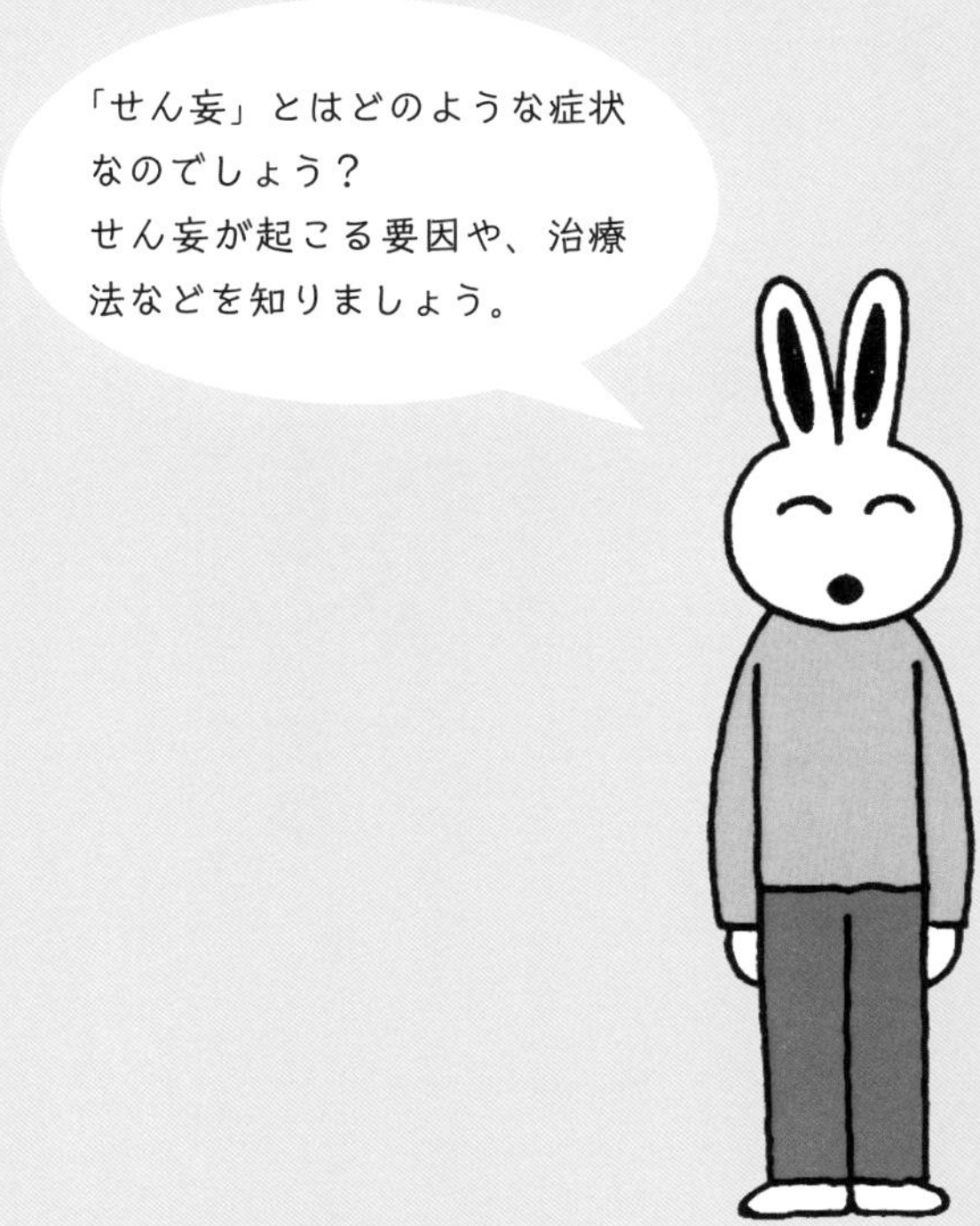
「せん妄」とはどのような症状なのでしょう？
せん妄が起こる要因や、治療法などを知りましょう。

せん妄とはなにか？

せん妄は、脳が急性に機能不全を起こしている状態といえる

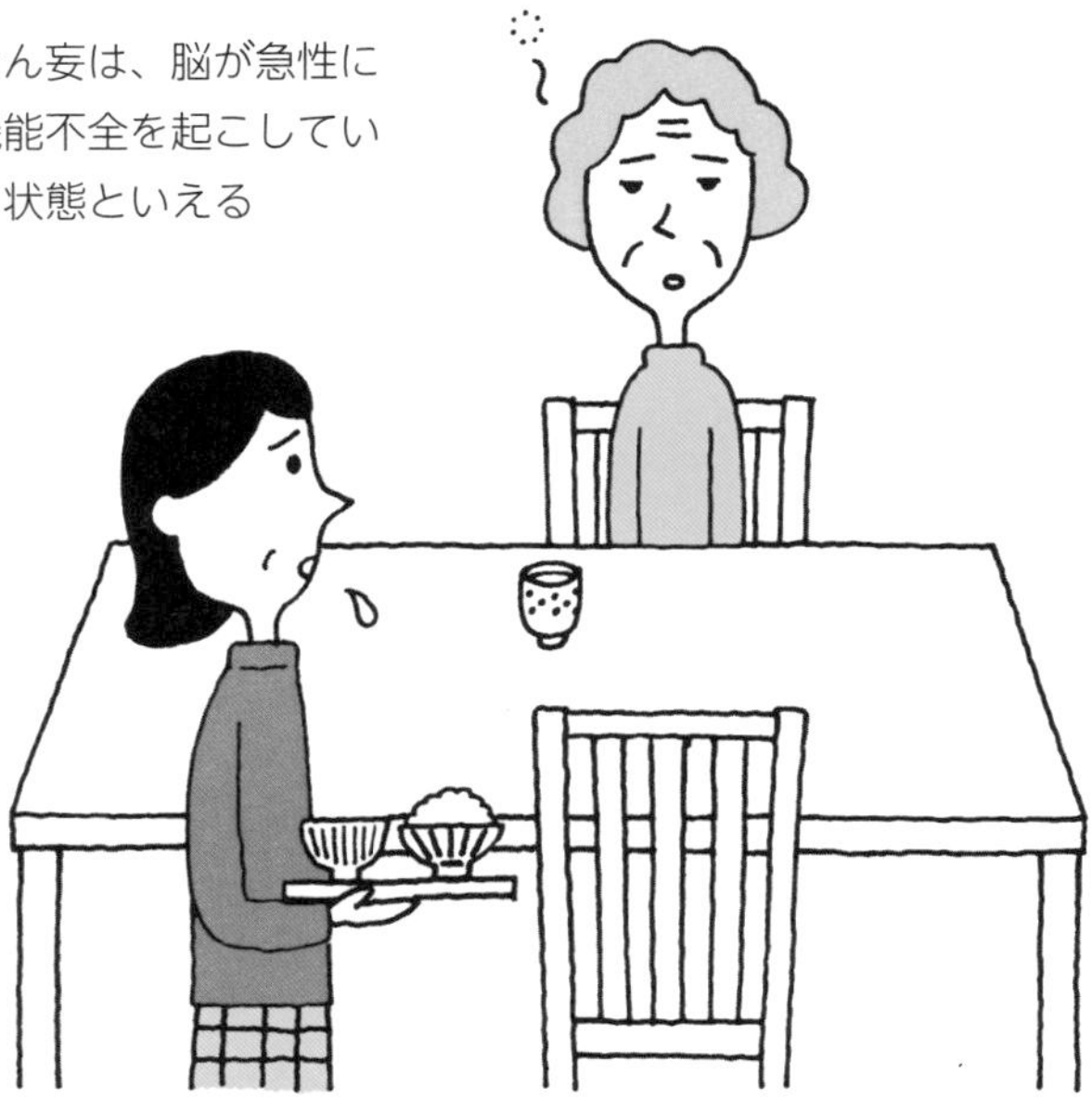

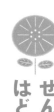

せん妄と認知症はどう違う？

認知症という言葉はよく耳にしますが「せん妄」という言葉については知らない方が多いのではないでしょうか。

認知症、あるいは高齢者の医療では、せん妄という状態も重要なキーワードになっています。

せん妄では、認知症と同様に認知機能の低下はみられますが、その発症は急性（数日で発症する）、急激であり、注意障害をはじめとする多彩な精神神経症状がみられる意識障

害のひとつのタイプと考えられています。

せん妄とは、「急性に生じる脳の機能不全」といってよい状態なのです。

せん妄は意識障害のひとつのタイプ

意識障害というとピンとこないかと思います。一般的に意識障害というと昏睡《こんすい》状態を思い浮かべる方が多いでしょう。医学的には意識障害は、量（清明度あるいは意識レベル）の低下と質（意識内容）の低下に分かれています。

量あるいは意識レベルの低下は、外からの刺激に対する反応の低下であり、正常である清明から意識レベルの低下として傾眠《けいみん》、混迷、半昏睡《はんこんすい》、昏睡と進んでいきます。

質の低下は、意識内容の変化を指しており、本書のテーマであるせん妄やもうろう状態、錯《さく》乱《らん》などがこれに該当します。

せん妄は、この意識の質の低下が主体となって生じるものであり、多彩な症状を引き起こしてきます。

せん妄を起こす3つの要因（因子）

準備因子・直接因子・促進（誘発）因子の3つの因子がある

せん妄は、いろいろな要因が複雑に絡み合って出現してきます。ここでは、せん妄を起こす3つの因子について覚えておきましょう（→図1）。

せん妄は、準備因子（せん妄を起こしやすい素因や背景に存在する病気、いわゆる持病、ほとんどは以前からもっている状態です）があって、これに直接因子（せん妄を引き起こす病気など）と促進（あるいは誘発）因子（せん妄を誘発しやすい状態）とが加わることで発症してきます。

具体的な例をあげて説明しましょう。たとえば、自宅で生活をしていた70歳代のアルツハイマー型認知症患者さんが、肺炎を起こして入院してきます。抗生剤の点滴が開始されたのですが、入院直後から夜間に大声を出したり、急に立ち上がったりするようになり、せん妄を発症したと判断されます。

【図1】せん妄を起こす３因子

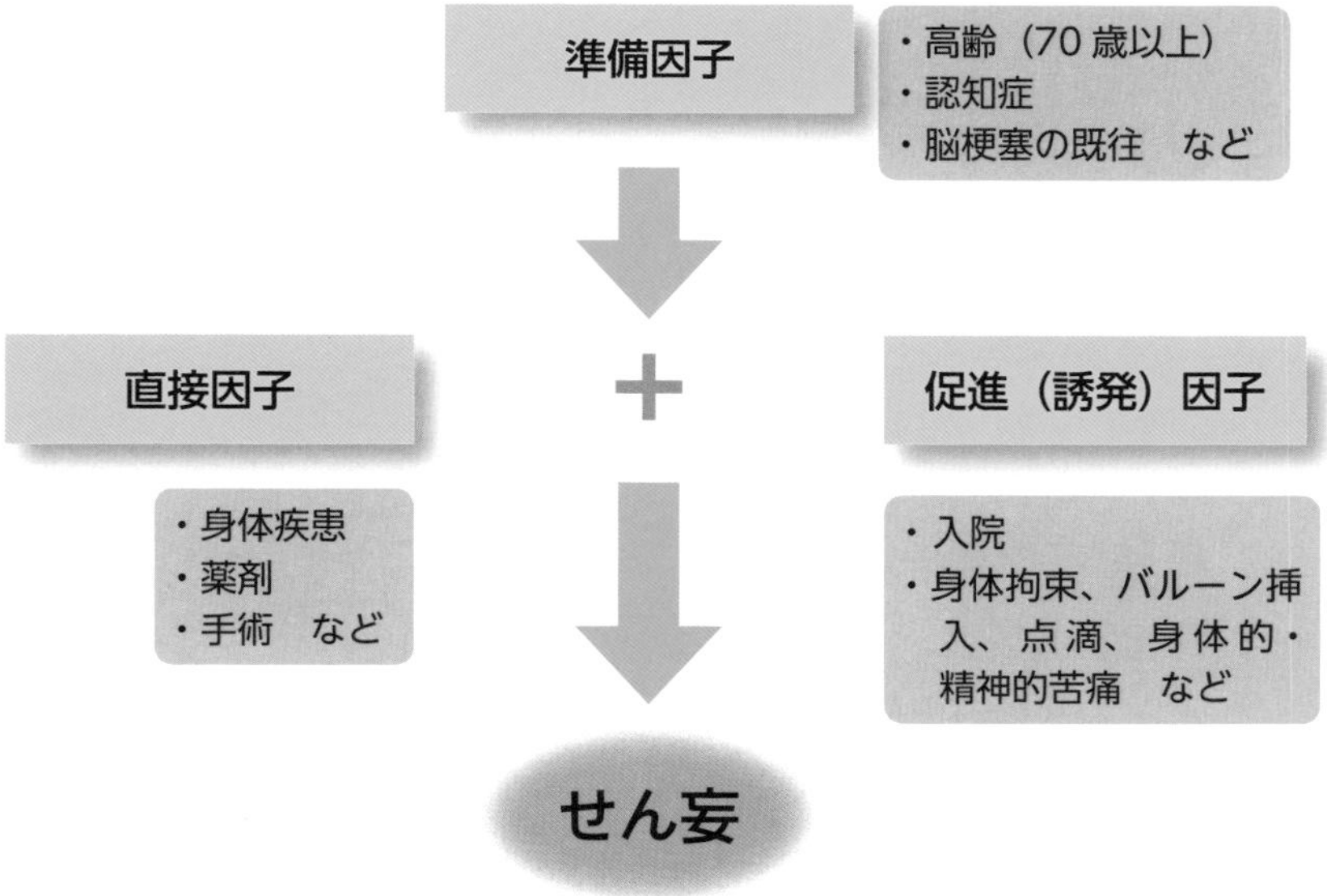

高齢であることと認知症があったことが準備因子になりますが、これだけではせん妄は生じません。ここに、体の病気である肺炎という直接因子と、入院による生活環境の変化や24時間持続点滴が誘発因子になって、せん妄を生じてくるのです。

また、80歳代の患者さんが脳梗塞《のうこうそく》で入院したので尿排泄《はいせつ》のための留置バルーン挿入と、24時間の持続点滴が開始されましたが、夜間寝ずに騒ぐ、点滴を自己抜去するなどの行動障害がみられます。80歳という高齢であることが準備因子となり、脳梗塞という病気が直接因子になり、さらにこれらに管の挿入や点滴などが促進あるいは誘発因子になって、せん妄を起こしているのです。

せん妄を起こしやすい人とは？

【図2】せん妄を生じやすいリスク

❶ 70歳以上の高齢者
❷ 認知症
❸ 脳梗塞《のうこうそく》や脳出血などの脳の病気をもつ
❹ アルコールの多飲
❺ ある種の薬剤（ベンゾジアゼピン系睡眠薬など）の服薬
❻ せん妄の既往
❼ 重篤な身体疾患

次の7つの項目に当てはまったら要注意

せん妄を起こしやすい群をハイリスク群と呼んでいます（↓図2）。これらの要因をひとつ以上もっている患者さんは、入院などをきっかけにせん妄を起こしやすいとされています。

❶ 70歳以上の高齢者　わが国では高齢者が著しく増加しており、入院患者さんの高齢化も目立ちます。高齢者では入院を契機にせん妄を発症する危険性が高いのです。

❷ 認知症　認知症患者さんも増加しています。高齢の認知症患者さんではせん妄を起

こしやすいといえます。

❸**脳血管障害や頭部外傷などの既往** これらが存在すると、脳機能の低下があることからせん妄を発症しやすいとされています。

❹**アルコールの多飲** 大量の飲酒習慣のある人はせん妄を生じやすくなるといわれていますが、どのくらいの飲酒量や飲酒頻度がせん妄を起こしやすいのかについての基準や定説はありません。また、入院をすると強制的に断酒になるので、よりせん妄を生じやすくなってきます。

❺**ある種の薬剤の服薬** 薬剤が原因となって入院後にせん妄を生じることがあります。とくに睡眠薬として広く使用されているベンゾジアゼピン系と呼ばれる一群の薬剤は、せん妄を起こしやすい傾向にあります。

❻**せん妄の既往** 過去に入院などの際にせん妄を生じた患者さんは、再度の入院などでせん妄を生じる危険が大きいといえます。もともと、せん妄を起こしやすい要因があることから、入院や環境の変化のたびにせん妄を生じることになります。

❼**重篤な身体疾患** 慢性呼吸器疾患や心臓病、がんなどの重篤な身体疾患をもつ患者さんは身体機能の低下が目立つことから、入院や環境の変化でせん妄を発症しやすくなります。複数の要因をもっているほど、せん妄を発症するリスクは高くなります。

おもな症状にはどんなものがあるか

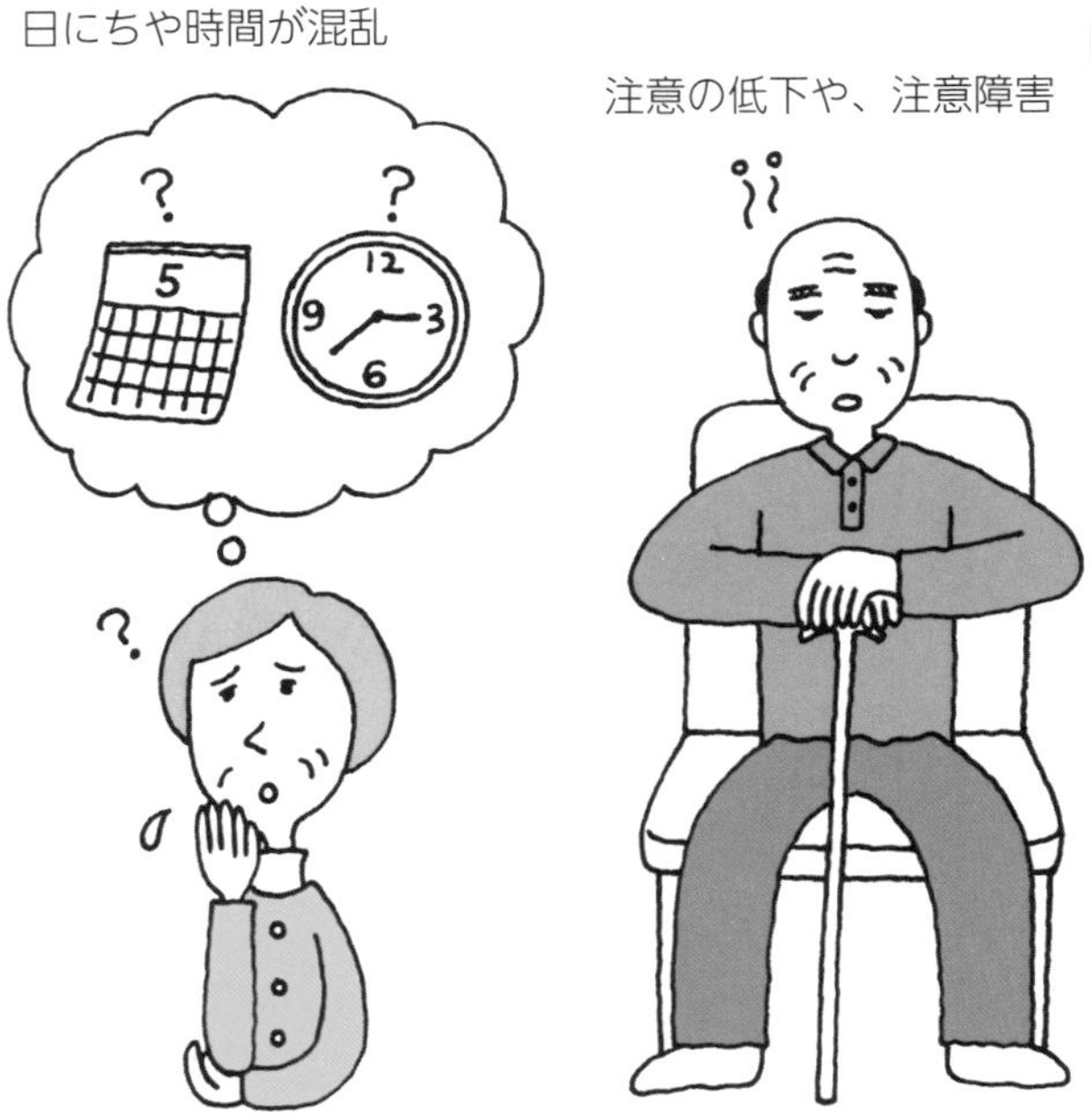

幻覚や妄想などの精神症状が起こることも

せん妄では多彩な症状がみられます。以下におもな症状について説明をしていきます。

❶注意の障害

せん妄では、注意の障害は必ず出現する症状のひとつです。ボーッとしていて視点が定まらない、ひとつのことに集中できないことなどから、行動や言動が不安定になります。

場所がわからない

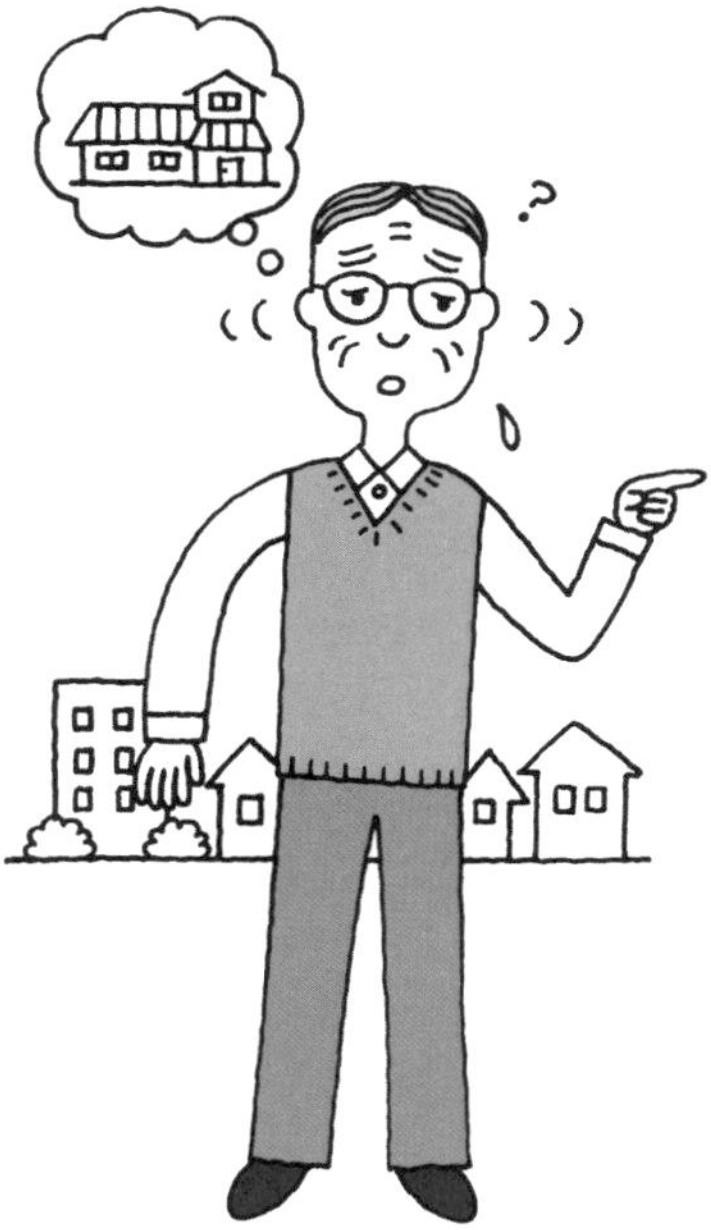

夜に寝られない、昼夜逆転

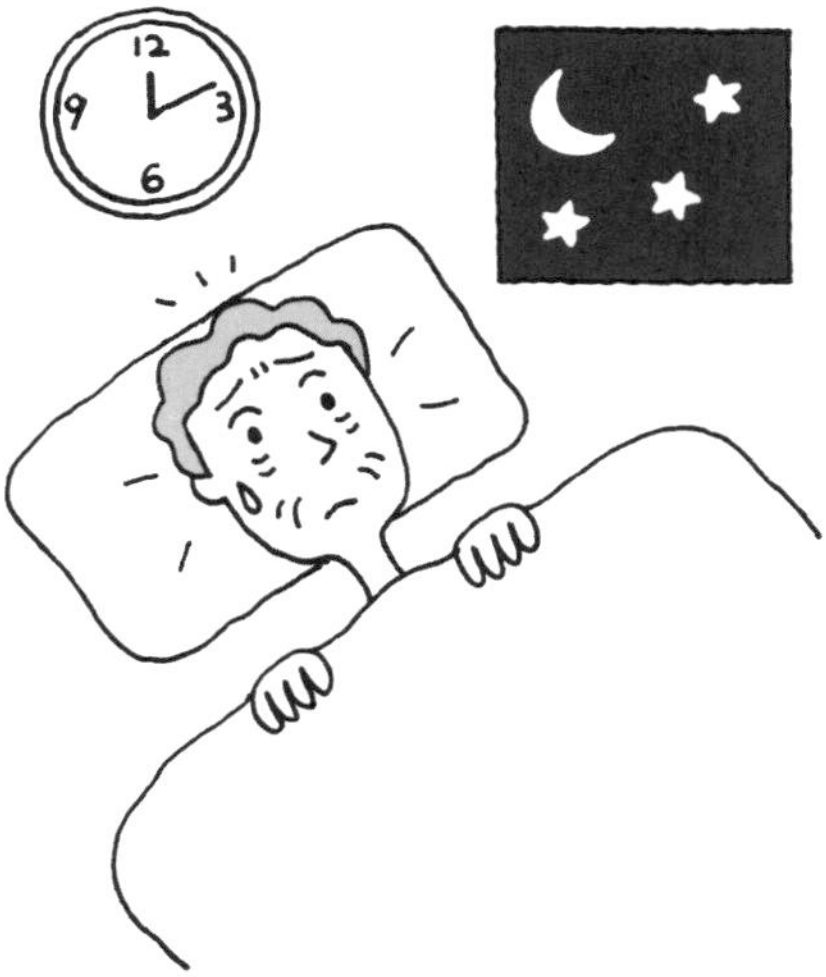

❷見当識の障害

日時や時間、自分のいる場所がわからないことがしばしばみられます。また、家族や親しい人の顔がわからなくなることもよくみられます。

❸睡眠障害（不眠）と昼夜逆転

睡眠と覚醒《かくせい》のリズムが乱れ、夜に寝ないことが多くなります。夜間に活発な状態を示し、昼間はウトウトすることが多い、昼夜逆転もしばしばみられます。

❹幻覚や妄想などの精神症状

夜間に覚醒し、実際にいない人間やものが見えたりします（幻視）。

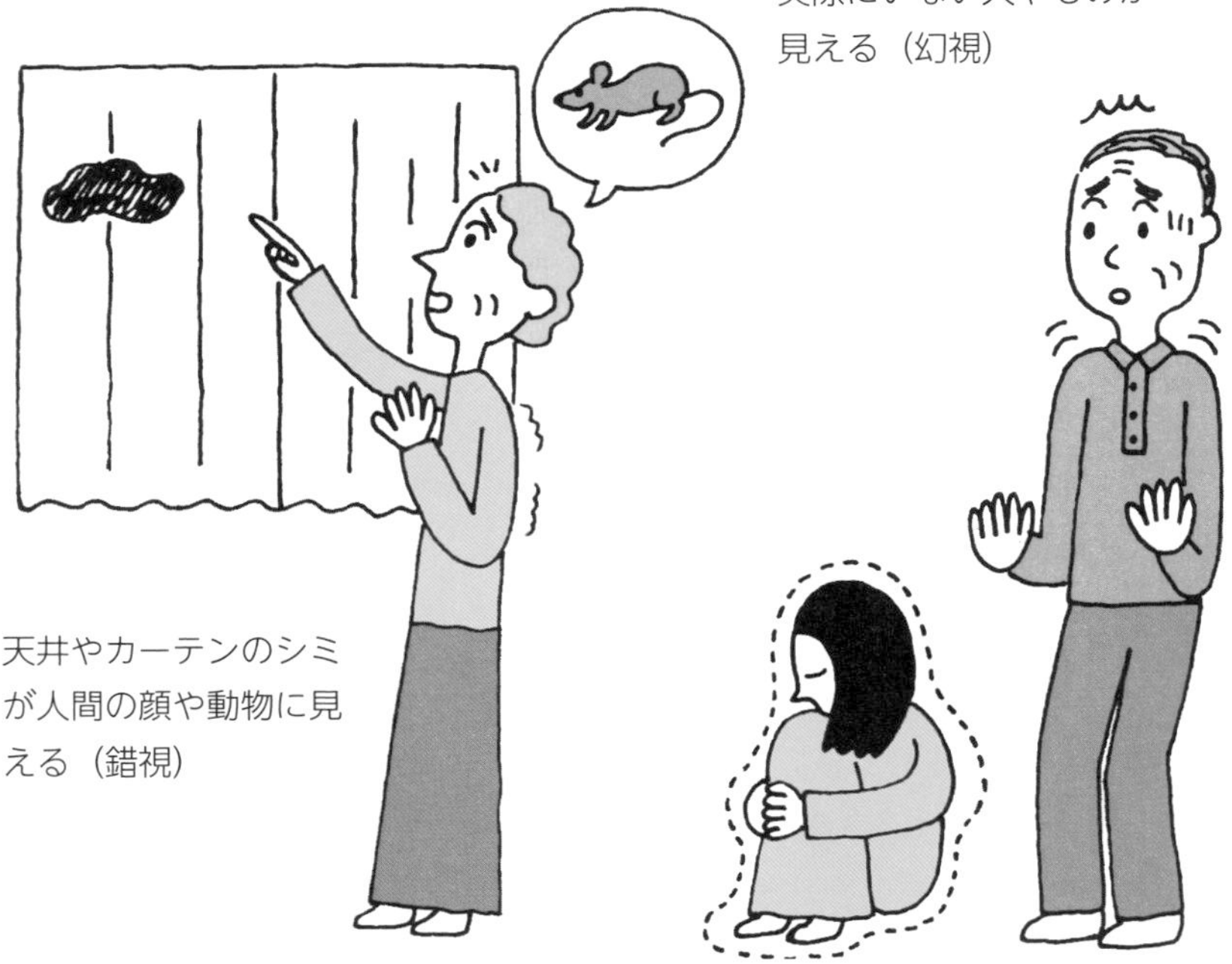
実際にいない人やものが
見える（幻視）
天井やカーテンのシミ
が人間の顔や動物に見
える（錯視）

天井やカーテンのシミを人間の顔や動物と間違えることもしばしばあります。これは「錯視《さくし》」と呼ばれる状態です。

❺ 感情障害

喜怒哀楽といった感情が不安定になり、夕方から夜にかけて怒りっぽい、興奮する、大声を出すなどの状態を示すことが多くなります。

多くは次の❻であげるように1日のなかで症状の動揺（患者さんの症状や状態が1日のうちで大きく変動すること）が目立つことが特徴です。

日中と夜間で、症状や行動が
変動する

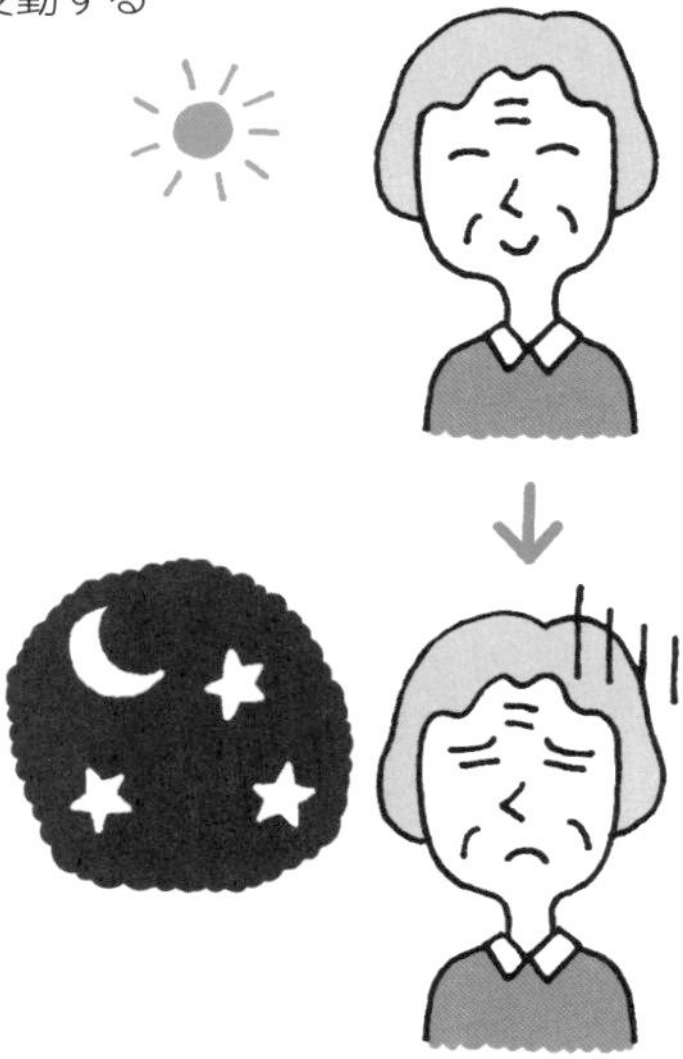

夕方から夜にかけて怒りっぽ
くなったり、興奮したりする

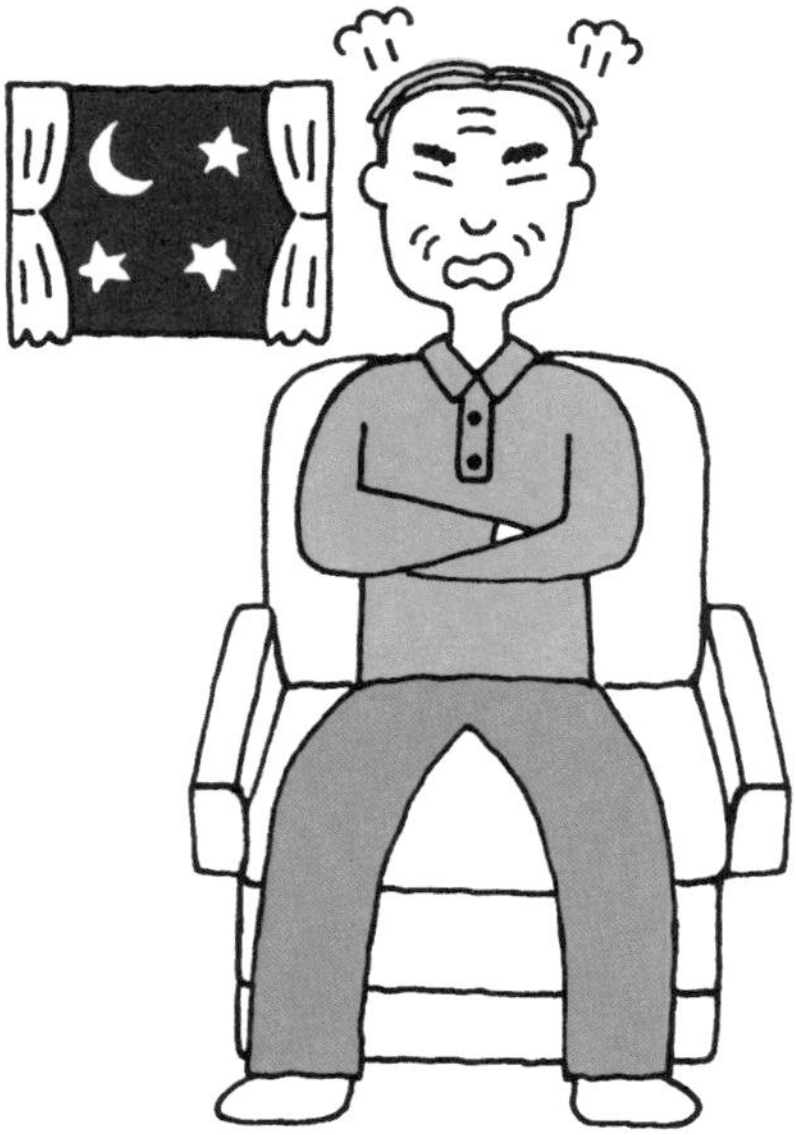

❻症状の動揺性

せん妄の症状は夕方から夜間にかけてはなはだしくなってきます。そこから夜間に症状が目立つタイプを「夜間せん妄」と呼ぶこともあります。

日中はわりと穏やかでおとなしいのに、夕方から夜間にかけて大声を出す、興奮する、危険行動などがしばしばみられるようになります。

とくに感情障害の日内変動が目立つことが多いといわれています。

せん妄にはふたつのタイプがある

見逃されやすいのは、低活動型せん妄

せん妄は、活発な状態が主体となる「過活動型せん妄」と、比較的おとなしい状態が主体となる「低活動型せん妄」に大別されます（↓図3）。

せん妄と聞くと、夜間に騒いだり大声を出したりする過活動型せん妄が頭に浮かびやすいのですが、高齢者ではむしろ低活動型せん妄のほうがしばしばみられるともいわれています。

しかし、低活動型せん妄のほうは見逃されていることが多いのが実情です。

なぜかというと、夜間に騒いだり暴力行為がみられたりする過活動型せん妄に比べて、低活動型せん妄はベッドで寝ていることが多く、訴えも少ないことから周囲の人々が困ることが少ないからです。

さらに、病気で入院しているので、元気がないのも当たり前ではないかと思われがちなことも見逃される要因になっています。

【図3】過活動型せん妄と低活動型せん妄の違い

過活動型せん妄

- 幻覚や妄想が活発
- 多弁、大声を出す
- 精神的活動性が亢進し、過剰行動や異常行動が多い
- 徘徊《はいかい》や多動が目立つ
- 高度の不安や焦燥感
- 夜間に不眠、徘徊、興奮、暴力行為などが出現しやすい

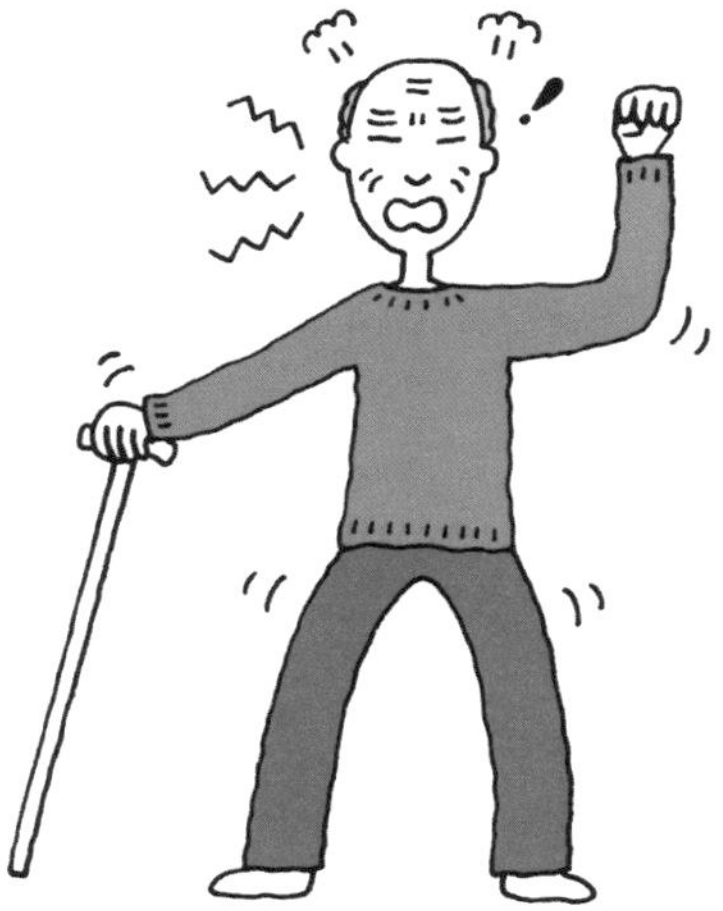

低活動型せん妄

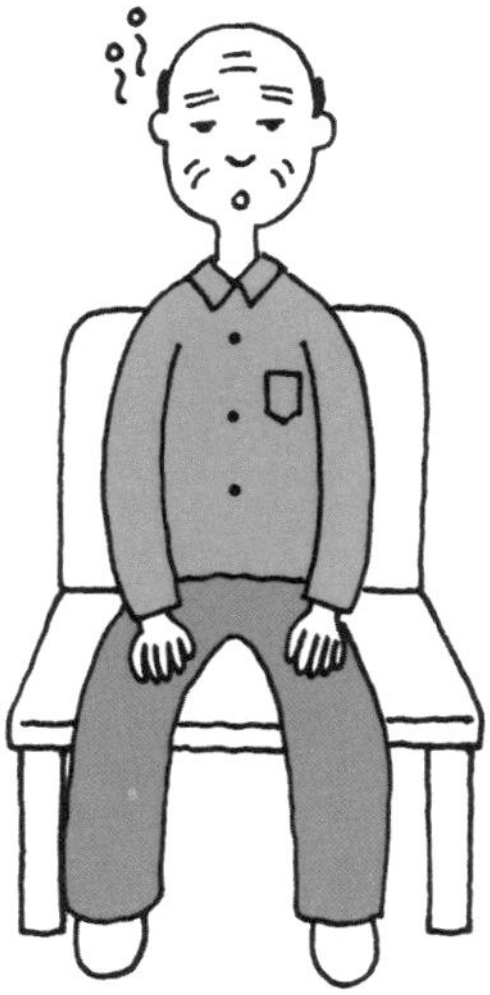

- 幻覚や妄想がないことが多い
- 口数が少ない、静か
- 精神的活動性の低下、行動しない、反応性の低下
- 動こうとしない、臥床《がしょう》状態
- ぼんやりしていて、訴えがない
- 日中は傾眠《けいみん》、夜間に独語や不穏《ふおん》*がみられるが、軽度で目立たない

＊不穏：周囲への警戒心が強く、落ち着かない状態

どのような状況で出現しやすいのか

せん妄は、高齢者が急に入院したときなどに生じやすい

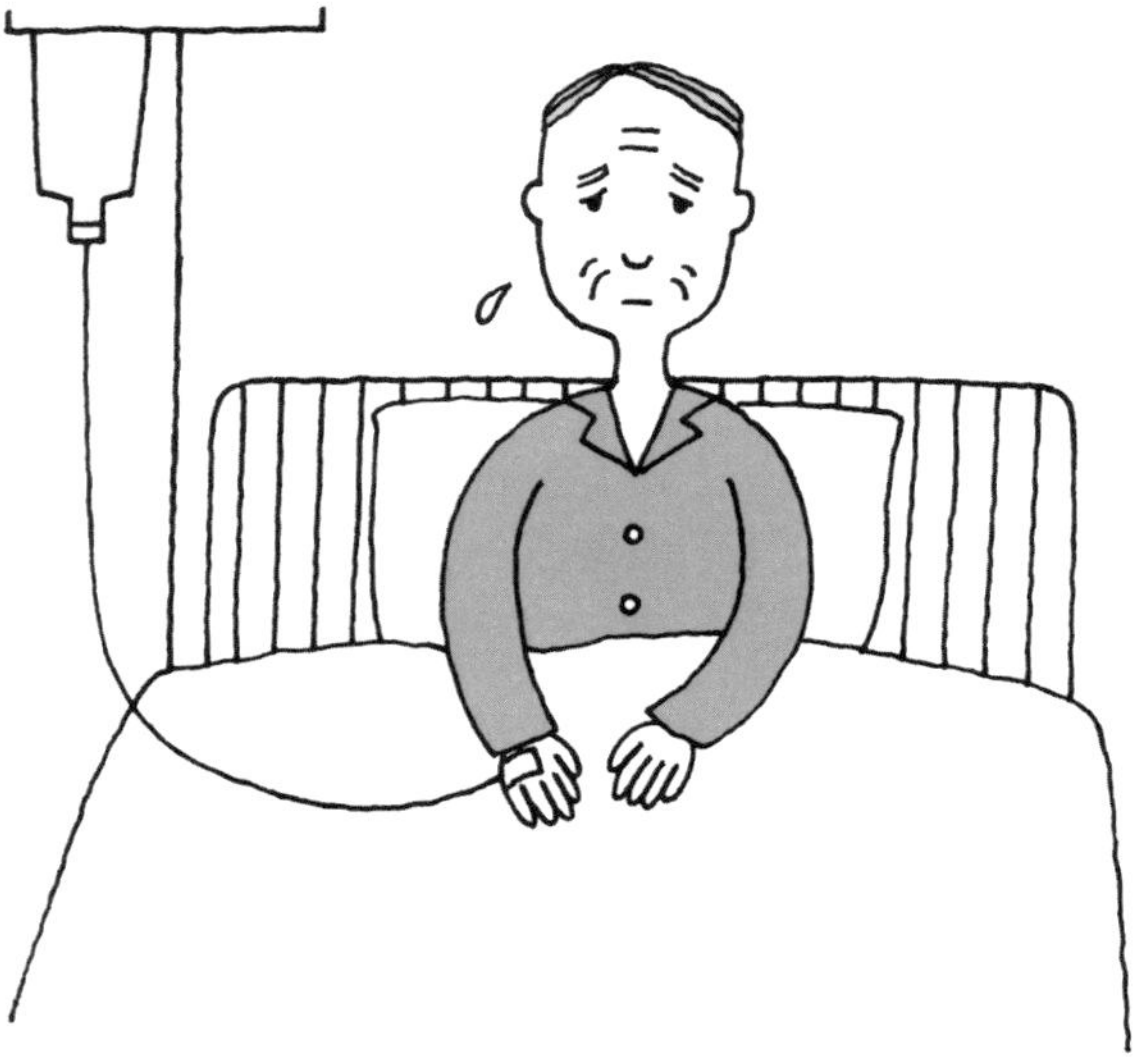

急激な環境の変化が原因になることが多い

実際にせん妄はどのようなときにみられるのでしょうか。以下に実際の場面を想定してみます。

❶高齢者が身体疾患で急に入院したとき

原因となる身体疾患に関わりなく、高齢者、とくに年齢が進んだ患者さんほど、入院後にせん妄を起こす頻度が高くなります。

❷認知症の患者さんが急激な環境変化に遭遇したとき

認知症患者さんは記憶の低下や日にちや場所の認識の低下がみられます。環境が急に変化すると自分がどこにいるのか、なにをしているのかなどの認識が混乱してせん妄になりやすいといわれています。

❸**急な手術が必要になったとき**　麻酔が必要な手術は、患者さんにとって非常にストレスのかかるものです。術後にせん妄を生じることがしばしばあります。これを「術後せん妄」と呼んでいます。

❹**入院中に身体拘束をされたとき**　入院中の患者さんが急に立ち上がったり、安静を保てなかったりすると、体の一部あるいは全体を抑制することがあります。これを身体拘束と呼んでいますが、これを行うことがせん妄発症のきっかけになることがあります。

❺**入院によって起こる夜間の不眠**　入院をすると夜間不眠を訴える患者さんが増えてきます。不眠が続くと、促進（誘発）因子になってせん妄を生じやすくなってきます。

❻**入院前にアルコールを多量に飲んでいた患者さん**　入院を契機に禁酒になるので、せん妄を生じやすくなります。これを「アルコール離脱せん妄」と呼んでいます。

❼**集中治療室（ICU）などへの入院**　これを「ICUせん妄」と呼ぶことがありますが、ICUにいると、せん妄が悪化したり、長く続く場合も多くあります。

せん妄を起こしやすい薬剤に注意！

【図4】せん妄を起こしやすい代表的な薬剤

- 抗ヒスタミン薬
- 抗精神病薬
- 抗うつ薬
- 頻尿治療薬
- ベンゾジアゼピン系睡眠薬（抗不安薬）
- 非ベンゾジアゼピン系睡眠薬
- 副腎皮質ステロイド
- 抗がん薬
- 鎮痛薬
- 抗パーキンソン病薬
- 降圧薬、抗不整脈薬

抗コリン作用をもつ薬剤はリスクが高いとされる

せん妄を起こしやすい薬剤はたくさんあります（↓図4）。

そのなかでも、抗コリン作用（神経伝達物質アセチルコリンの働きを抑える作用）をもつ薬剤は、とくにせん妄を起こすリスクが高いといわれています。

これには、抗ヒスタミン薬や抗精神病薬、抗うつ薬、頻尿治療薬が含まれます。

抗ヒスタミン薬は、体内のヒスタミンの働きを抑制する薬剤であり、花粉症治療薬や総合感冒薬などの中にも入っています。

抗ヒスタミン薬（正確にはヒスタミンH_1受容体拮抗《きっこう》薬と呼ばれます）は2種類存在しており、先に登場した第一世代抗ヒスタミン薬は、強い鎮静作用による眠気や、認知機能の低下を起こすとともに、せん妄を起こしやすくなります。

現在は、改良された第二世代抗ヒスタミン薬が登場しており、こちらのほうがせん妄を起こしにくいとされています。

胃潰瘍《いかいよう》・十二指腸潰瘍《じゅうにしちょうかいよう》の治療で使用されるH_2ブロッカーであるファモチジン（商品名　ガスター）などは抗ヒスタミン薬に属しますが、しばしばせん妄の原因薬剤となります。

高齢者では、不眠の訴えで睡眠薬を使用していることがしばしばあります。睡眠薬は、作用機序からベンゾジアゼピン系睡眠薬と、非ベンゾジアゼピン系睡眠薬、メラトニン受容体作動薬、オレキシン受容体拮抗薬に大別されます。

最近は、せん妄を生じにくく、さらに副作用も少ないとされるメラトニン受容体作動薬、オレキシン受容体拮抗薬の使用が増えてきています。

高齢者が入院してきたときには、せん妄を起こしやすい薬剤は可能な限りの減量・中止を試みるようにしています。

せん妄を生じた患者さんをみる家族のつらさ

意識が混乱していないときには普段どおりに接することが大切

入院した患者さんがせん妄を生じてだれかれ構わず罵《のの》しったり、大声を出したりしている姿を家族がみると、「情けない」「信じられない」「つらい」「どうして?」といった感情が湧き出てきます。

さらに、「突然認知症になってしまった」「認知症が急に進んでしまった」という気持ちをもつかもしれません。

暴力行為がみられると、家族は恐怖心が出て、患者さんに近づくことが難しくなります。なによりもコミュニケーションがとれなくなってしまうことが家族にとって最も悲しいことだと思います。

では、どうしたらよいのでしょうか?

せん妄は混乱をしているときもありますが、意識がしっかりしているときもあるのです。

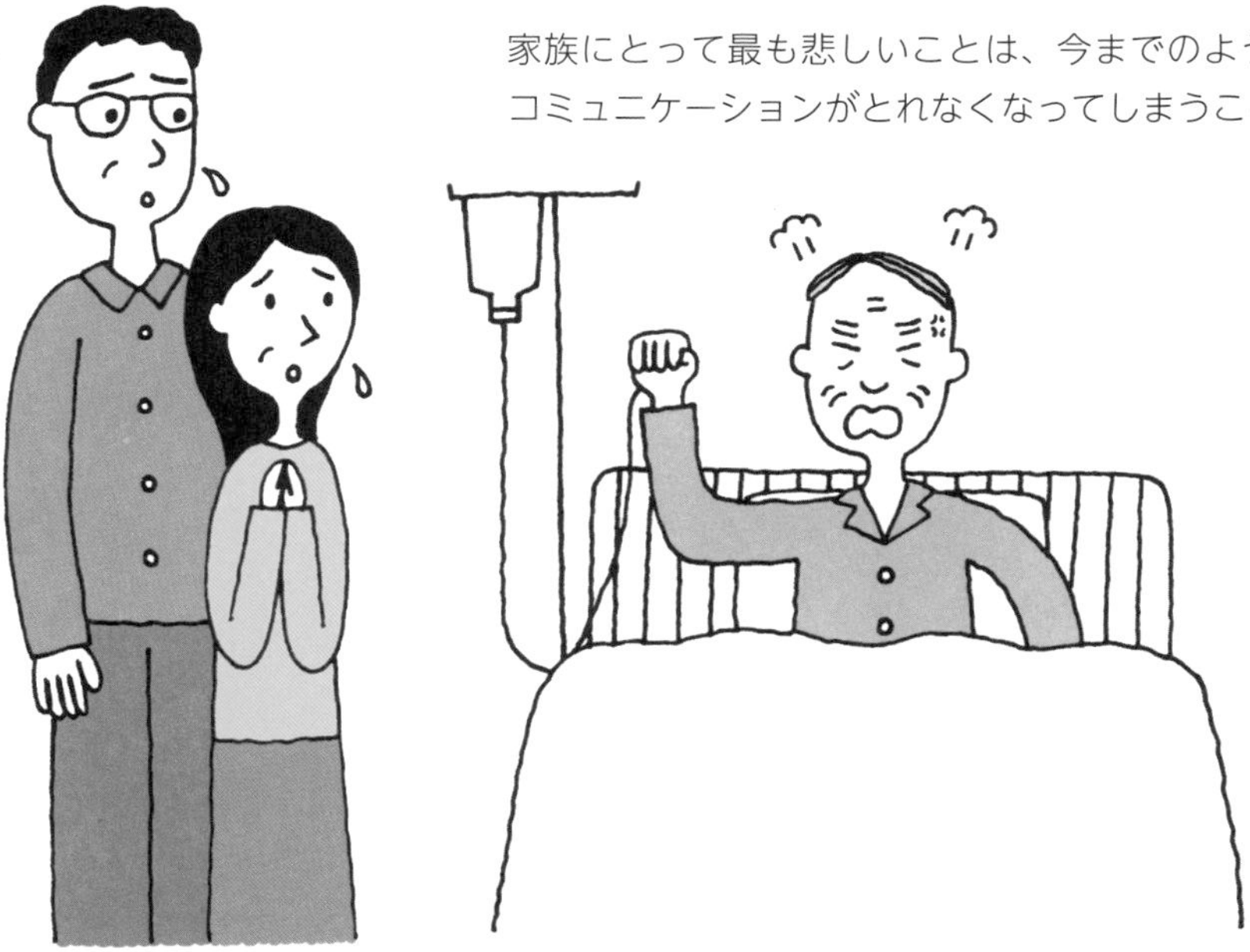

家族にとって最も悲しいことは、今までのようなコミュニケーションがとれなくなってしまうこと

まず、家族はいつものとおり患者さんと接するようにしたいものです。

そのときに患者さんと関係性のよい家族だけが接するようにし、以前から仲が悪かった家族や、日ごろなかなか会う機会のない親族などの面会は避けるようにします。

患者さんが落ち着ける家族や親族との面会が勧められるのです。

また、患者さんが入院前に使い慣れたもの（お茶碗や衣服など）や、家族全体の写真、孫の写真、ペットの写真などをベッド周辺にそろえることで患者さんの精神状態が安定することもあります。

自宅で家族が行うこと

自宅でせん妄を起こさせないために家族が気をつけることは

住み慣れた自宅ではせん妄を起こすことは少ないと思いますが、ないとは限りません。そこで、自宅でせん妄を予防するための注意点を考えてみましょう。

❶準備因子である年齢や認知症の存在、脳梗塞《のうこうそく》などの既往を治すことはできないので、重要なことは「新たな病気を起こさないようにする」「今かかっている病気を悪くさせない」ことです。高齢者が入院すると、かなりの確率でせん妄を発症する危険性があります。なるべく入院をしないための対策が最も重要なせん妄予防になるのです。

❷高齢者が起こしやすい脱水や低栄養、感染症などに注意をします。たとえば、下剤が効きすぎて下痢を生じると、脱水になる危険性があるので、毎日の排便状態の確認が必要になってきます。

❸ふだんの家庭内での生活パターンを乱さないようにします。昼夜をしっかり区別できるように、メリハリのある生活を続けられる工夫をしていきます。

❹視覚や聴覚の低下によって感覚刺激が減ることで、日時や時間がわからなくなったり、不安を生じたりしてせん妄を起こすことがあります。適切な補聴器や、老眼鏡を使用するよう心がけます。

❺腰痛などの痛みが原因になり、夜間の不眠や不安を生じることで、せん妄が引き起こされることがあります。なるべく薬に頼りたくないとの気持ちもわかりますが、必要に応じて鎮痛剤などの薬物療法も考えていくことが大切です。

❻睡眠と覚醒《かくせい》のリズムを乱さない工夫が大切です。そのためには、朝起床する時間を一定にすることが重要です。前日に寝られないことがあっても、翌日はいつもの時間に起きるようにします。午前中の日光浴も夜の快適な睡眠を促すことがわかっています。午前中に日光を浴びながらの散歩や、窓際での日光浴を習慣化するとよいでしょう。

❼急な環境の変化にも注意します。たとえば、高齢者、とくに認知症高齢者では、遠くへ転居することで新しい環境にすぐに適応できず、混乱をすることがあるので注意が必要になります。

入院に際してせん妄を予防する対策

家族の付き添いは、患者さんがせん妄を起こすリスクを軽減させる

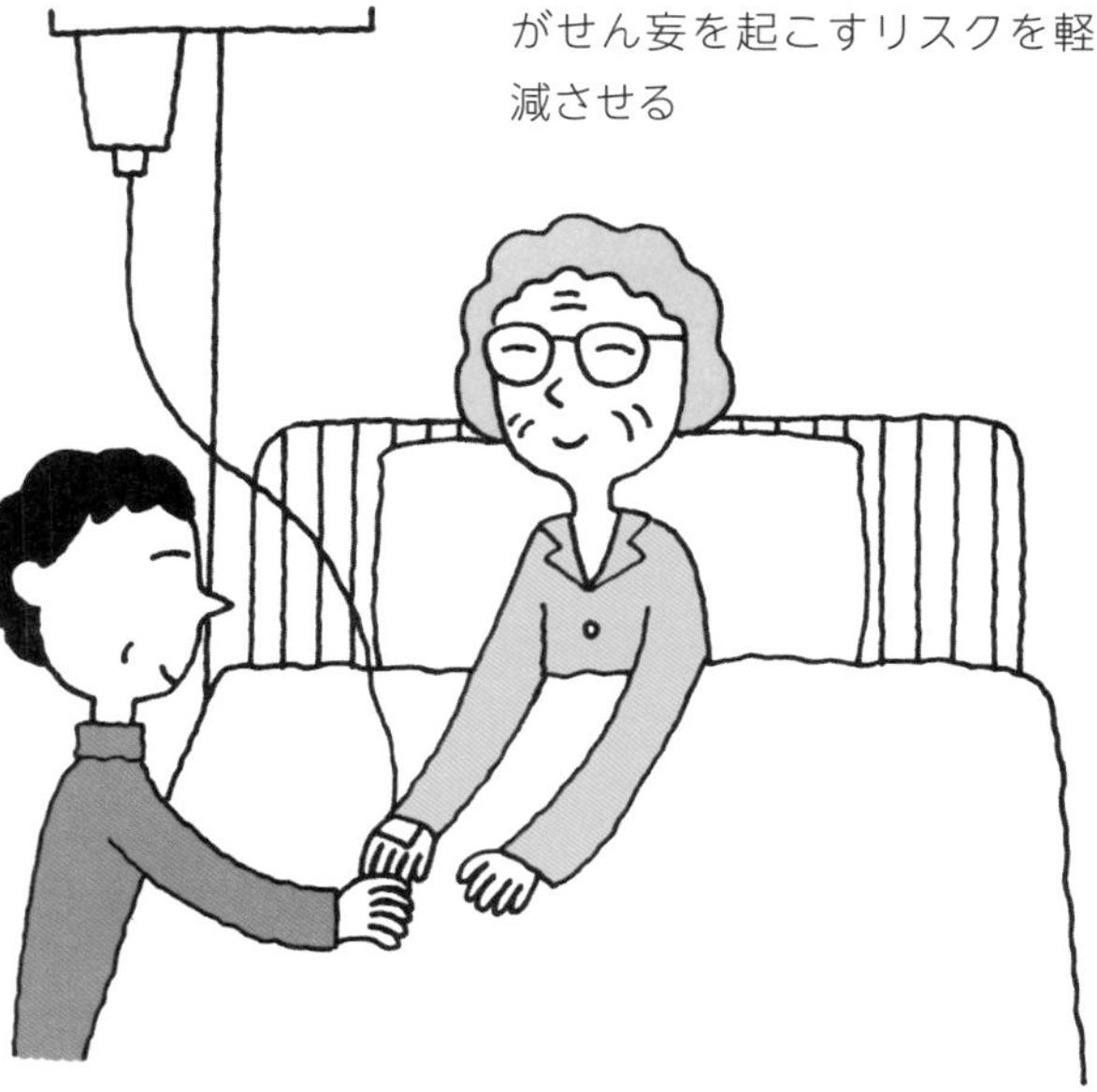

入院はせん妄を生じさせるきっかけになりやすい

せん妄は、入院をきっかけに生じることが非常に多いことから、高齢者や認知症患者さんがなんらかの病気で入院したときには、せん妄を生じる可能性を常に考えなければなりません。医師や看護師をはじめとする病院関係者は、せん妄を予防するためにどのような対策を講じているのでしょうか。

❶まず、患者さんがどのくらいせん妄を生じやすいのか、それを「せん妄のリスク」と呼んでいますが、そのリスクを評価します。

高齢（70歳以上）や認知症、脳梗塞《のうこうそく》や脳出血などの脳疾患の既往のある患者さん、過去にせん妄を起こしたことがある患者さんなどは、せん妄のハイリスク群、つまり、せん妄をより生じやすい患者さんと判断されます。

❷せん妄を起こしやすいと判断された患者さんでは、医師や看護師、リハビリスタッフなどがその情報を共有し、可能な限りせん妄を起こさない対策を講じるようにしていきます。

また、ご家族にはせん妄という状態をわかりやすく説明し、理解してもらうよう努めます。なぜならば、ご家族はせん妄という言葉や状態を知らない場合がほとんどだからです。

❸せん妄を起こしやすい患者さんの場合には、ご家族に付き添いをお願いするようにします。ご家族がいっしょにいるだけで患者さんの安心感につながり、せん妄を起こしにくくなる可能性があるからです。

❹入院前や入院時に服薬していた薬のなかで、せん妄を起こしやすい薬をチェックし、可能な限りの減量を始め、最終的には中止できるようにしていきます。

❺入院すると、今までの自宅での生活と大きく環境が変わります。これがせん妄を促進、あるいは誘発する要因になります。入院前の環境を可能な限り、病室でも再現できるように工夫をしていきます。

せん妄治療の原則

まずは、入院の原因となった病気の治療を優先させ、服薬している薬剤を確認

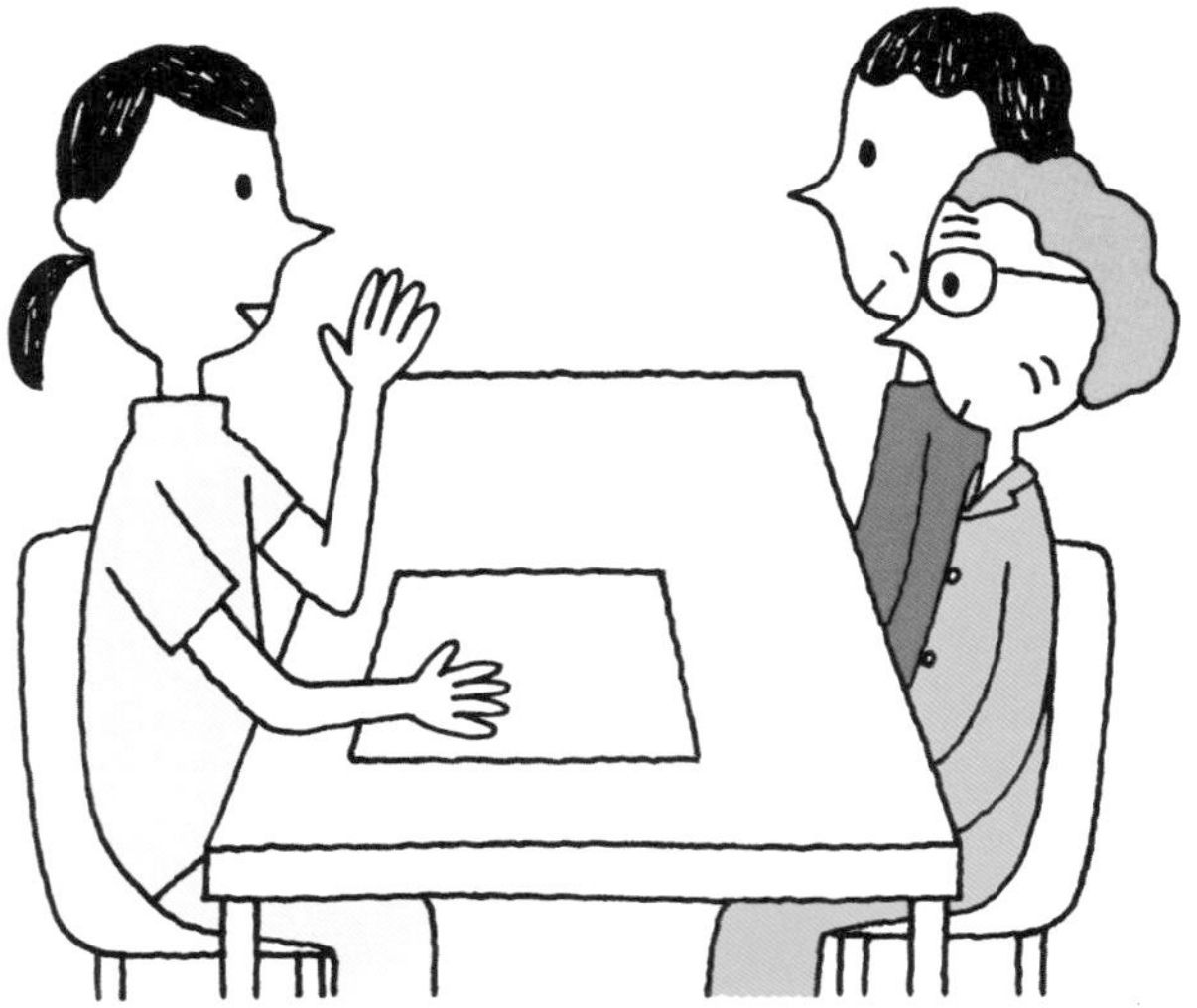

原因療法・非薬物療法・薬物療法が3つの柱

せん妄に対する治療の原則は、原因療法・非薬物療法・薬物療法の3つです。

原因療法としては、年齢や以前からある認知症、脳梗塞《のうこうそく》や頭部外傷の既往などは原則として治すことができないことから、直接因子と促進（誘発）因子を改善する、あるいは取り除くことが必要になってきます。

とくに直接因子の治療は重要になります。要するに入院の原因になった病気の治療を、まず優先することが重要になってきます。早

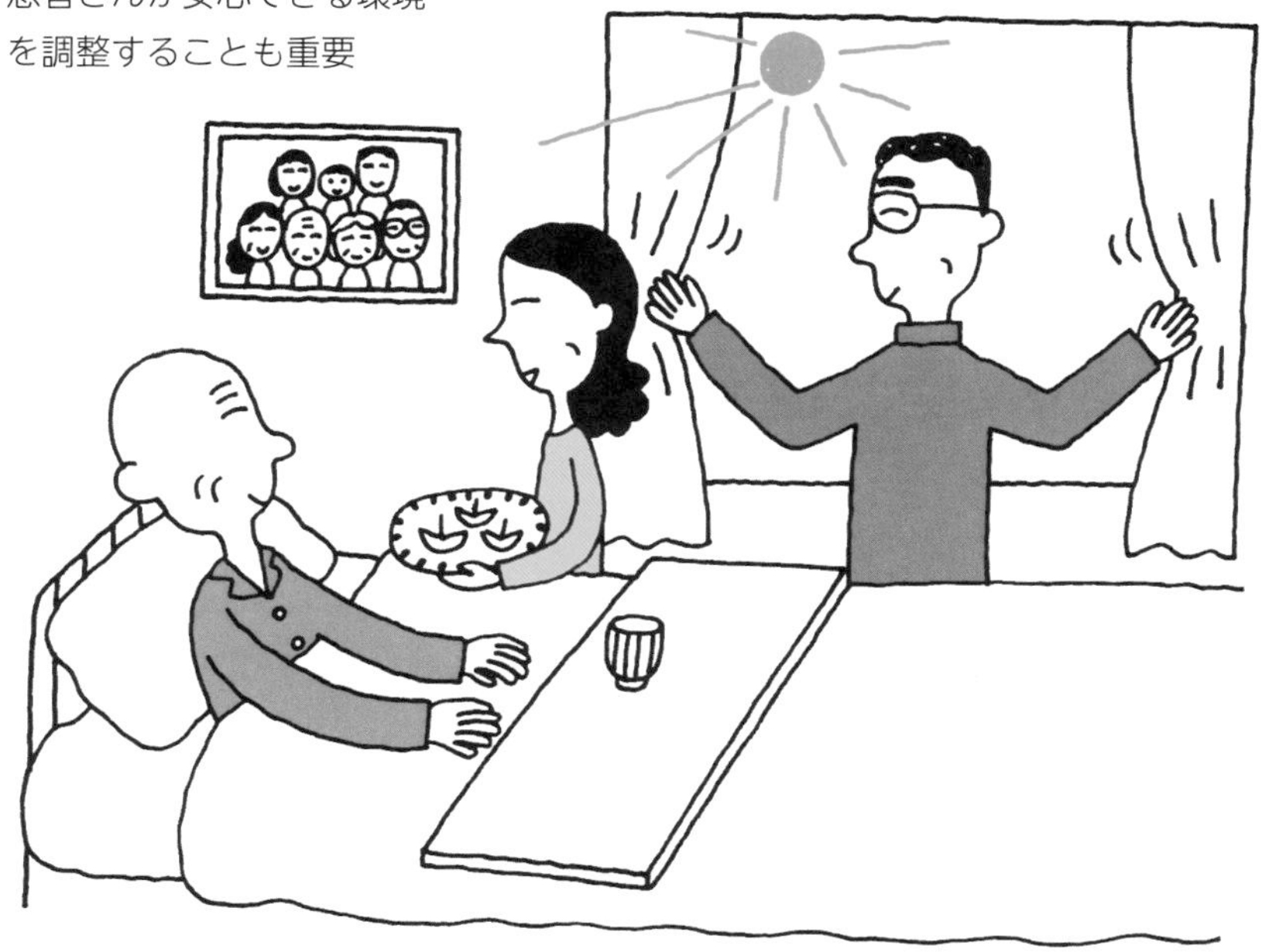
患者さんが安心できる環境
を調整することも重要

めの治療で早期に退院して自宅に戻ることで、せん妄の軽減や消失が期待できます。

服薬している薬剤の確認も重要です。せん妄を起こしやすい薬剤の使用はいったん中止します。すぐに中止ができない薬剤は、徐々に服薬する量を減らしていきます。

薬物療法は、患者さんが示す不穏《ふおん》や興奮、睡眠障害などの軽減を目的に薬を使用します。別項で解説をしています（↓38ページ）。

非薬物療法については、環境調整が最も重要です。患者さんが安心でき、入院前と同じような生活ができるように心がけます。患者さんが不安や不快なことを感じていないか、快適な入院生活ができているかなどを考えていくようにします。

薬を使わない予防や対策を考える

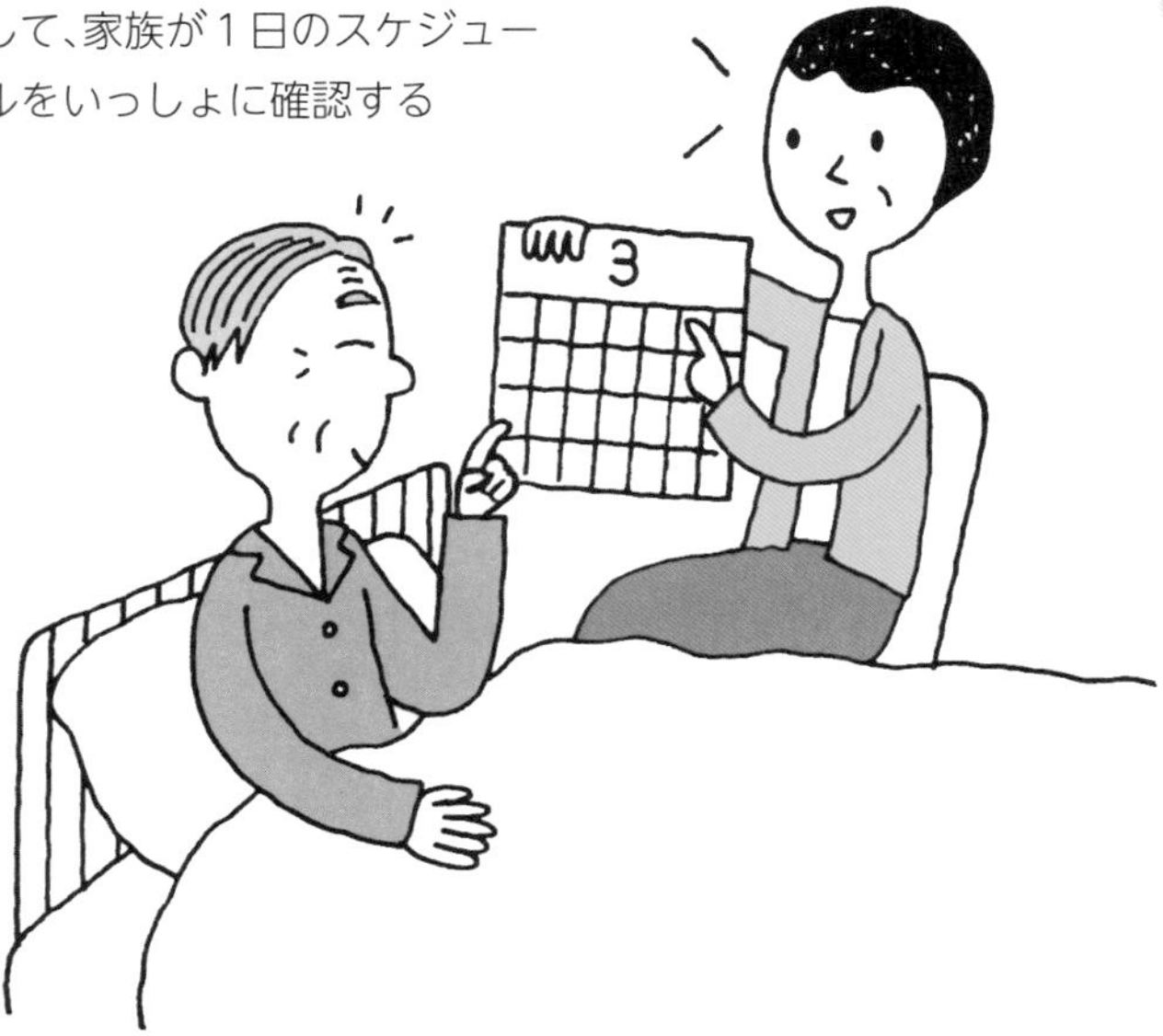

カレンダーや時計などを使用して、家族が１日のスケジュールをいっしょに確認する

患者さんが安心できる環境を整えることが重要

せん妄は、自宅で以前と同じ生活をしている限り、まず生じることはありません。せん妄のほとんどは、身体疾患の治療のために入院をする、あるいは介護施設に入所するなどの環境変化にともなって生じてくるのです。

ですから、患者さんが安心できる環境整備、つまり、ふだんの生活に少しでも近づけるように周囲の環境を整えること、睡眠・覚《かく》醒《せい》のリズムを壊さないようにすることが重要

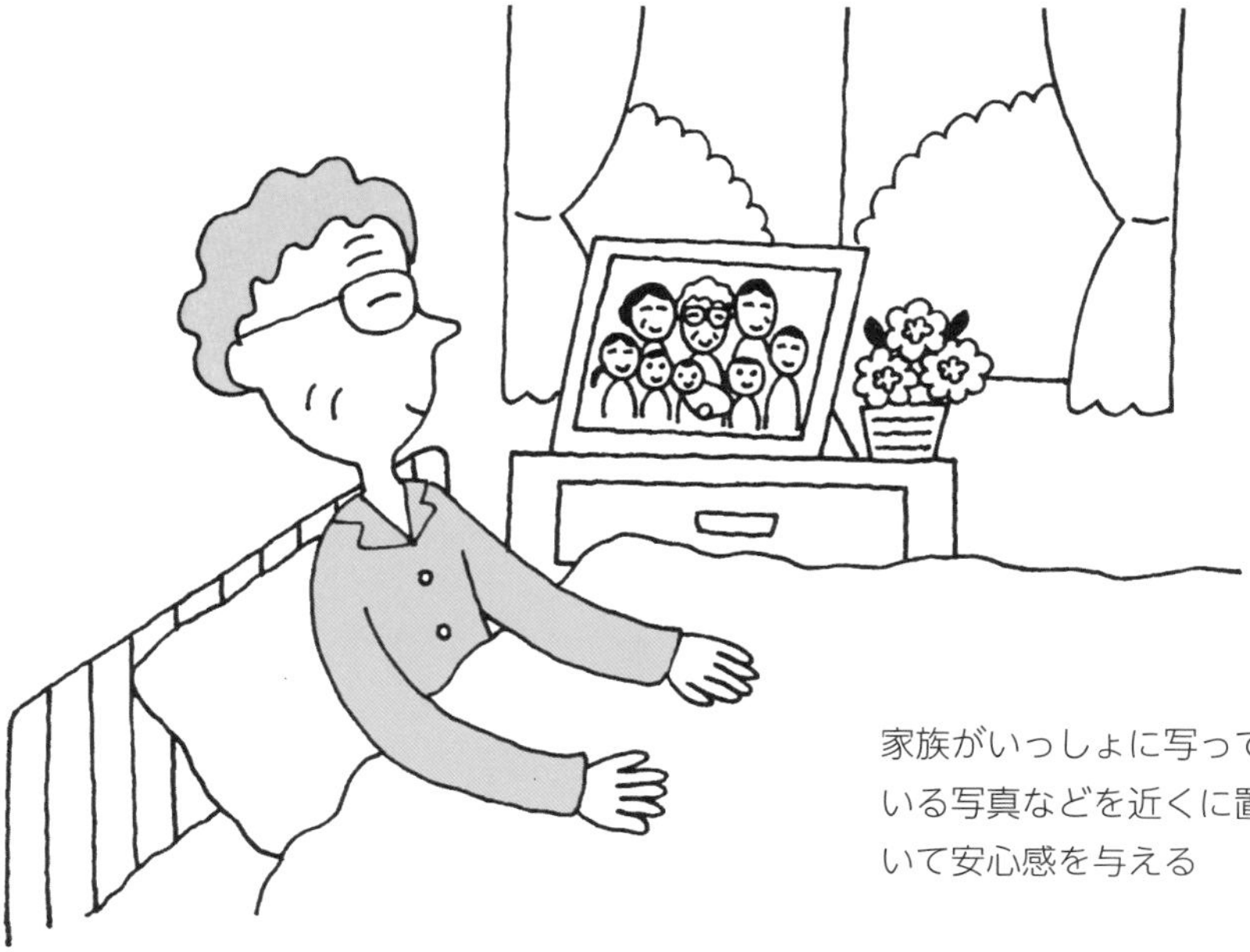

家族がいっしょに写っている写真などを近くに置いて安心感を与える

です。

以下、具体的な対策を考えていきましょう。

❶病室や居室にカレンダーや時計を置いて、家族がいっしょになって日時を確認するとよいでしょう。1日のスケジュール表を作成し、患者さんとともにそのつどのスケジュールを確認して行動を促します。

❷家族といっしょに写っている写真(小さな孫や、ひ孫がいればその写真)などを近くに置くことで、患者さんは安心感をもつことができます。

❸可能な限り早めからリハビリテーション

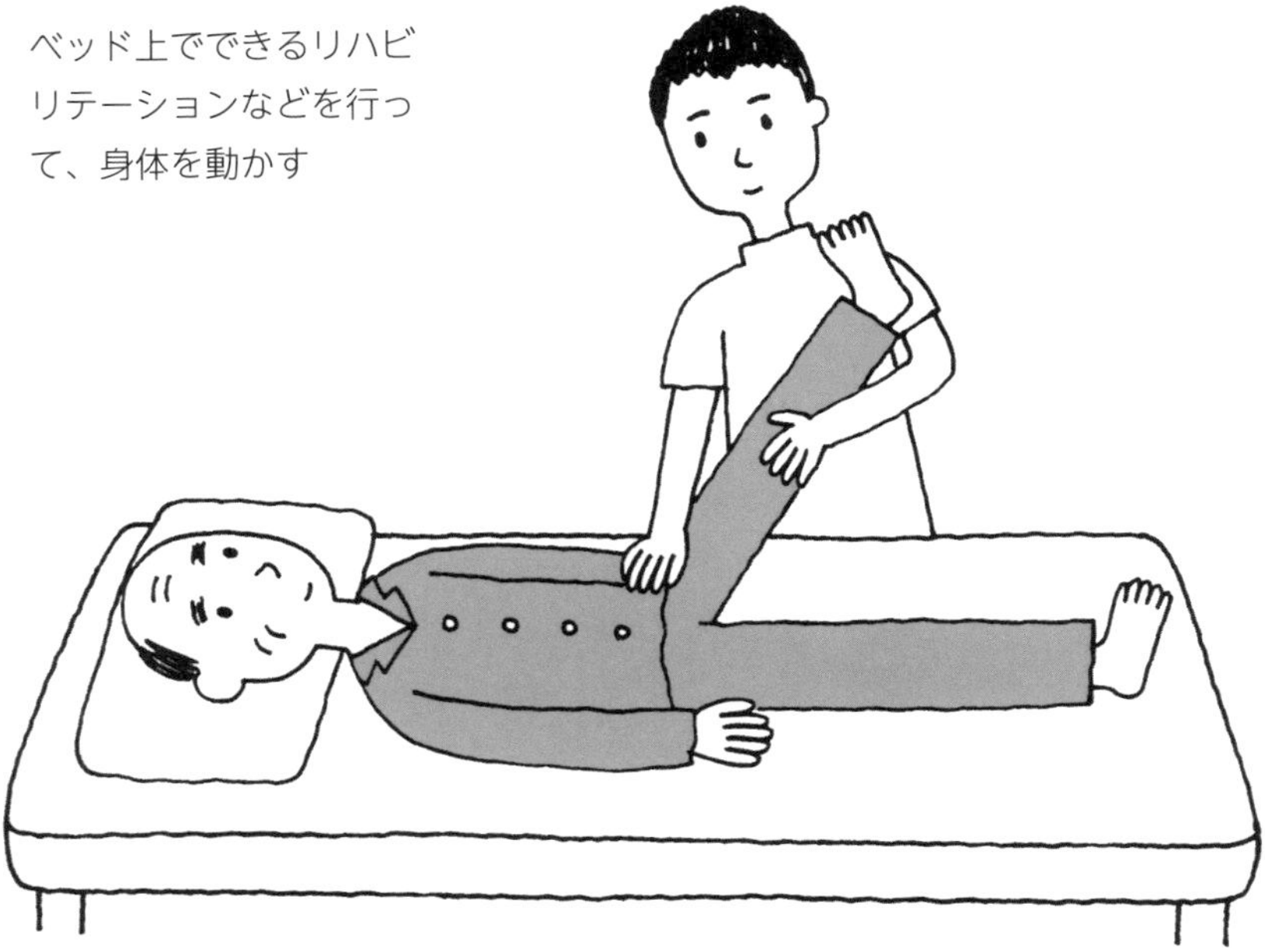
ベッド上でできるリハビリテーションなどを行って、身体を動かす

を開始します。もちろん、身体疾患の治療を目的に入院していることから安静が第一の場合も多いのですが、それでもまずベッド上でのリハビリテーションなどを行っていくことが必要になってきます。日中身体を動かすことは、夜間の睡眠を確保でき、さらにせん妄の予防や軽減につながります。

❹午前中に適度な日光を浴びることで、夜間の睡眠が確保できるといわれています。せん妄を起こしやすいハイリスク患者さんには、窓際のベッドを用意します。日中はカーテンを開けて、日差しを取り込むようにします。

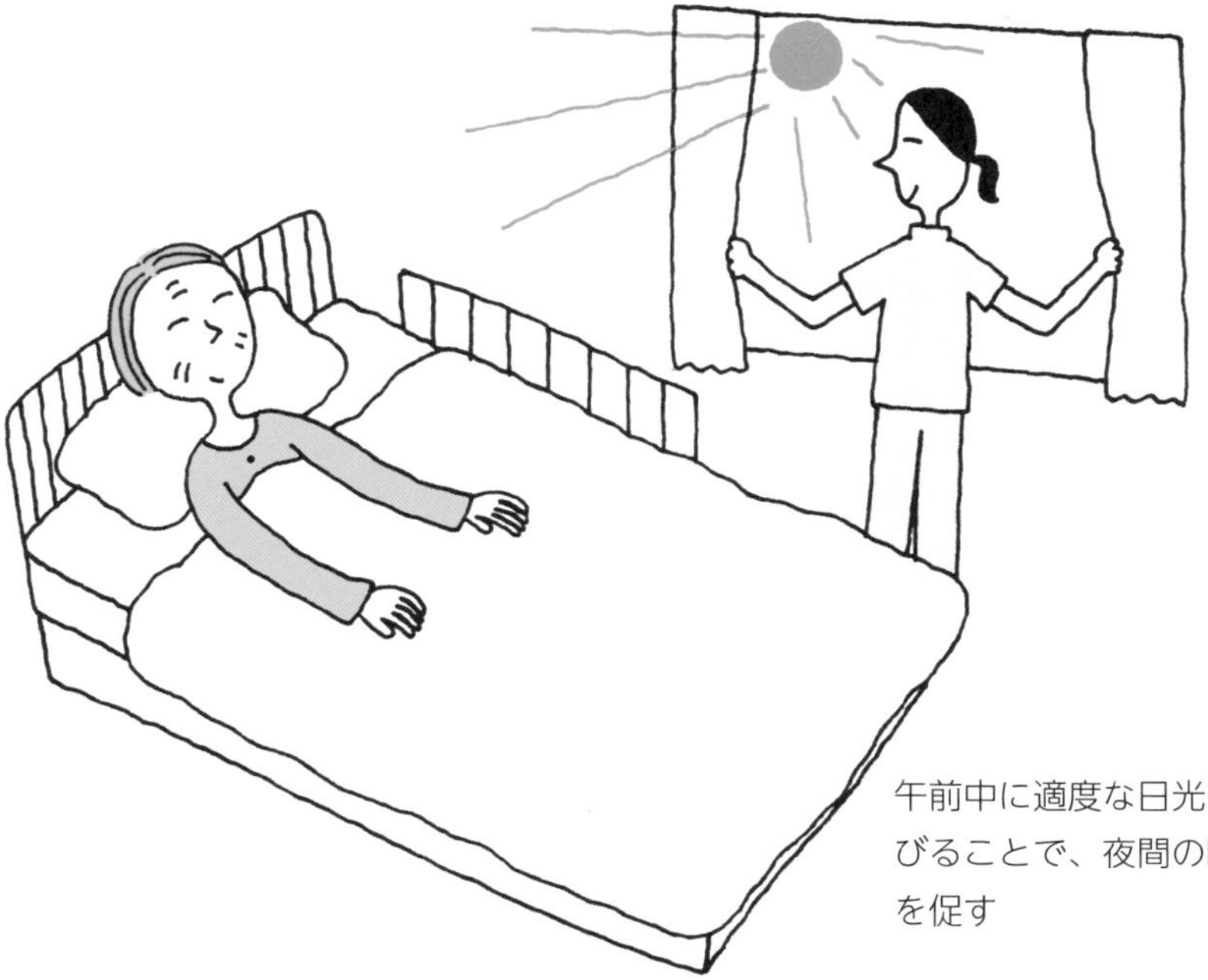

午前中に適度な日光を浴びることで、夜間の睡眠を促す

夜間は、やや薄暗い照明にしておきます。なぜならば、真っ暗にすると患者さんはより混乱する危険性が高いからです。

❺大部屋よりも個室のほうが、患者さんの安心感が得られることが多いようです。4人部屋などの大部屋と異なって個室なら音を出すことが可能なので、好きな音楽や映像を流したり、テレビの音量を上げたりすることで刺激を受けることができます。自分のペースで入院生活を送れるので安心感を得ることもできるでしょう。

❻高齢になると難聴になっている患者さんも少なくないので、耳元で大きな声で、ゆっ

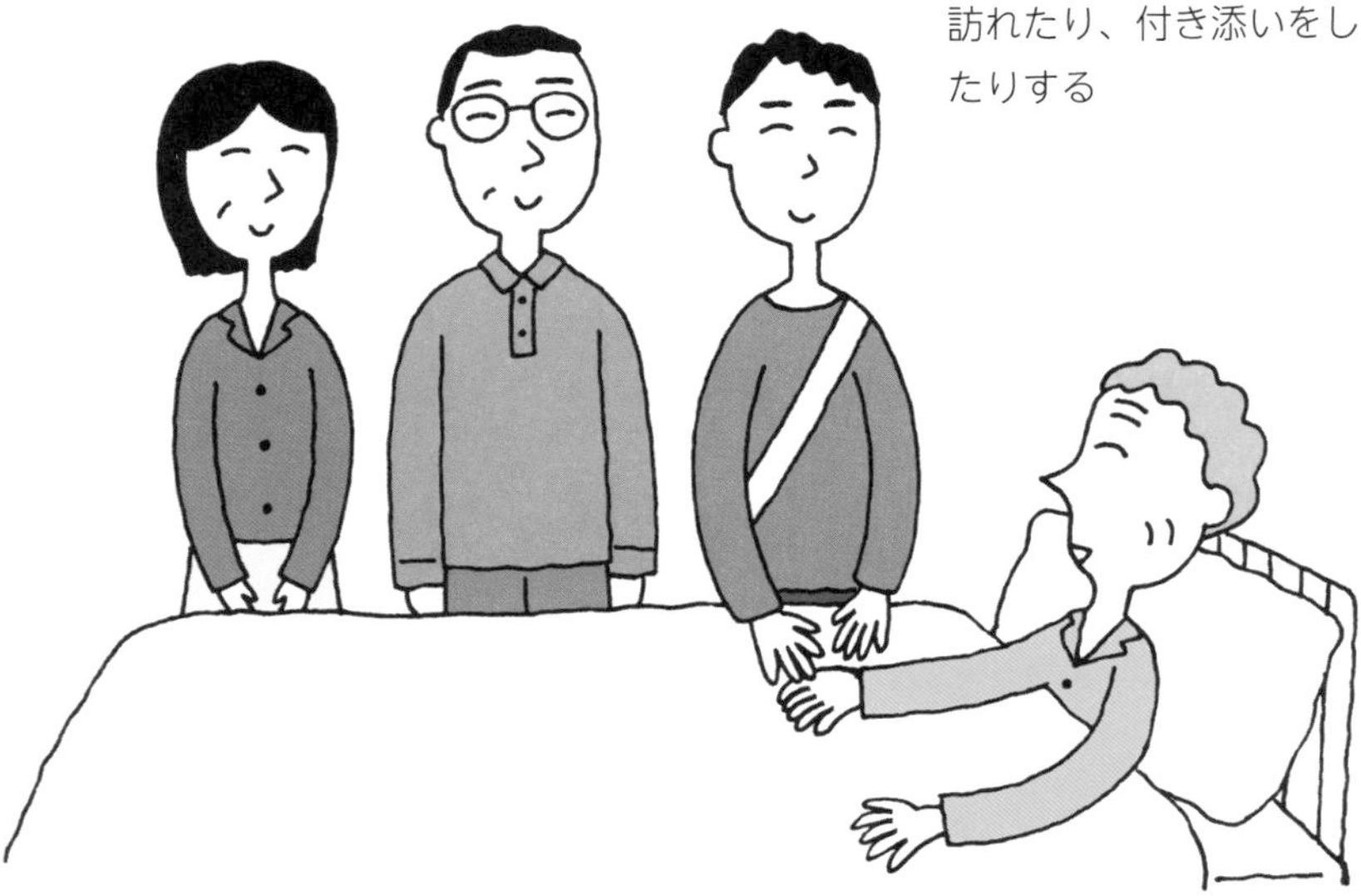
日中は、可能な限り家族
や親しい人々が、面会に
訪れたり、付き添いをし
たりする

くり短い文章を伝えるようにします。延々と話をしても高齢の患者さんはすべてを聞き取ることができません。要点だけを手短に話しかけるようにします。ふだんから使用している補聴器を入院・入所後も必ず使用します。

❼日中、可能な限り、家族や親しい人々の面会や付き添いをお願いします。入院生活は不安なものです。家族がそばにいてくれるだけで患者さんは安心するものです。夕方から夜間にかけて落ちつかない患者さんには、家族の身体的な負担が大きくなりますが、患者さんとできるだけいっしょにいてあげると患者さんは安心でき、夜間の良

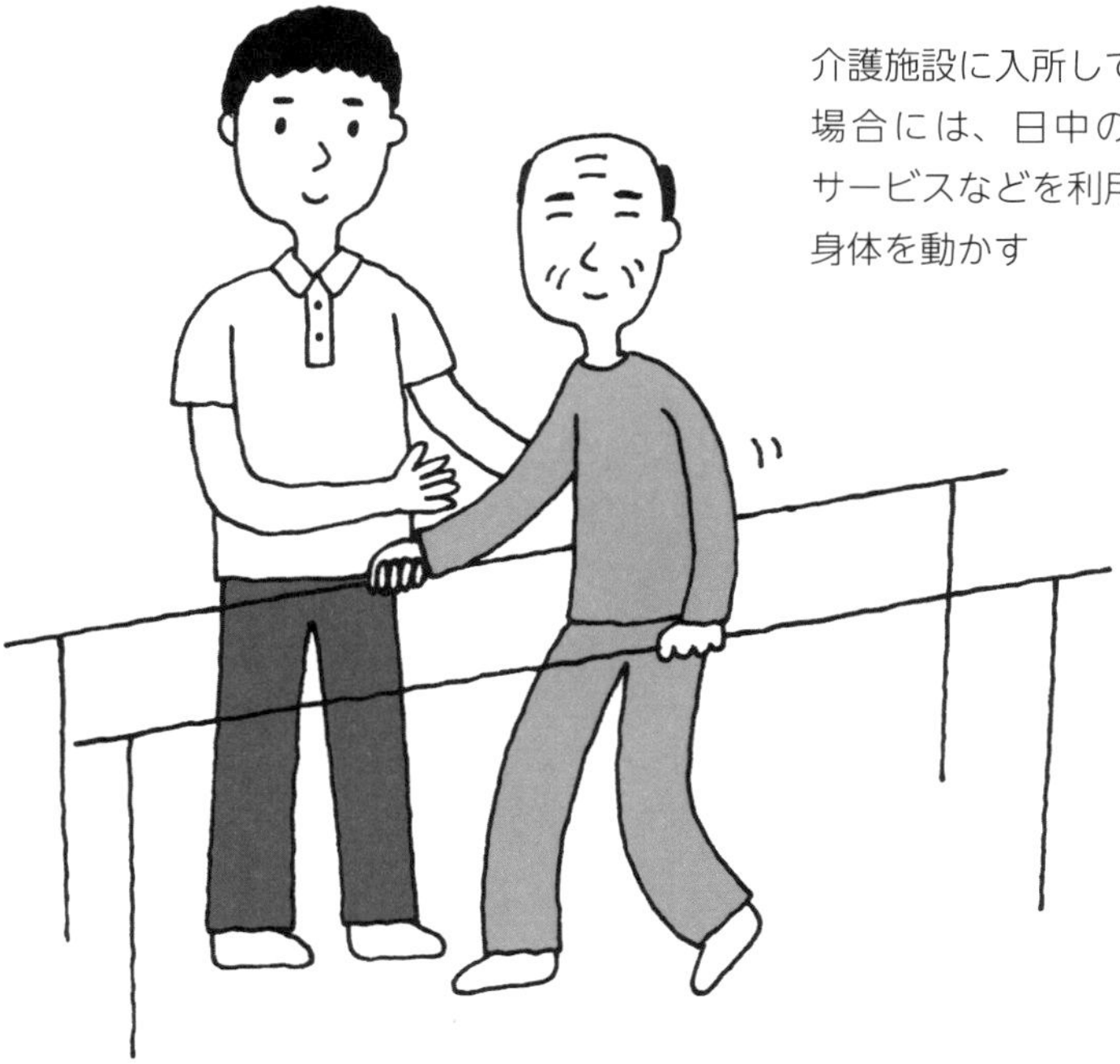
介護施設に入所している
場合には、日中のデイ
サービスなどを利用して
身体を動かす

眠につながります。

❽入院すると危険行動などの防止からしばしば身体拘束（抑制）をされてしまいます。身体拘束は、せん妄の促進（誘発）因子になるので、可能な限り避けるようにしたいものです。そのためにも日中の家族の面会や付き添いと、夜間の睡眠確保が重要になってくるのです。

❾介護施設に入所している場合には、日中のデイサービスやデイケアを積極的に利用するようにします。

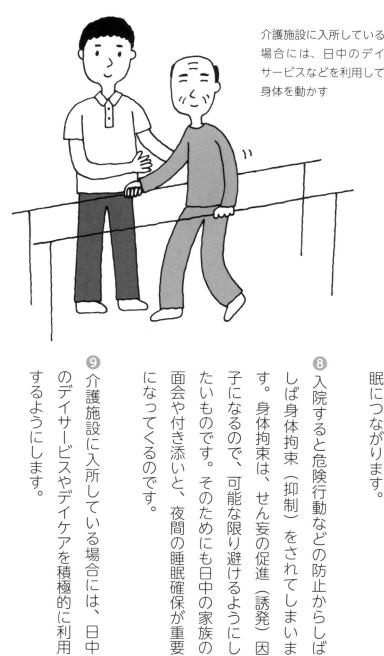

せん妄治療で使用される薬剤

薬物療法は
せん妄の軽減を図るために行われる

薬物療法によってせん妄を直接治療できるわけではなく、基本はせん妄を生じている直接因子（入院の原因になっている身体疾患）を取り除くことです。ただし、不眠や不穏《ふおん》（周囲への警戒心が強く、落ち着かない状態）が著しいと身体疾患の治療継続が難しくなるため、並行してせん妄の軽減を図る薬物療法を開始します。治療に使用される薬剤を示しました（↓表1）。症状が活発な過活動性せん妄に対しては、主として抗精神病薬あるいは抗うつ薬を使用して治療を行います。両者は、せん妄を起こしやすい薬剤に挙げられていますが、治療にはせん妄を逆に軽減できる抗精神病薬や抗うつ薬を選択して使用することになります。ここではこのような薬剤があるということを理解してもらうだけでよいと思います。

低活動性せん妄に対する有効な薬剤はありません。睡眠・覚醒《かくせい》リズムを確立するために抗うつ薬などを使用する場合があります。

【表1】せん妄治療に使用されるおもな薬剤

薬剤名	商品名	特徴・注意点
クエチアピン	セロクエル	**非定型抗精神病薬**：作用時間が短い。糖尿病患者さんには禁忌
リスペリドン	リスパダール	**非定型抗精神病薬**：液剤があるので拒薬時でも使用できる
オランザピン	ジプレキサ	**非定型抗精神病薬**：作用時間が長い。糖尿病患者さんには禁忌
チアプリド	グラマリール	せん妄に保険適用となる唯一の薬剤。鎮静作用はあまり強くない
ミアンセリン	テトラミド	**抗うつ薬**：鎮静効果がやや強い。1日1回の服用
トラゾドン	レスリン、デジレル	**抗うつ薬**：作用時間が短い
ハロペリドール	セレネース	注射薬で使用できる定型抗精神薬。パーキンソン病患者さんには使用できない
フルニトラゼパム	サイレース	注射薬で使用できる睡眠薬。鎮静効果が強い。呼吸抑制を起こす危険性あり
ヒドロキシジン	アタラックス - P	注射薬。呼吸抑制の危険性は低い

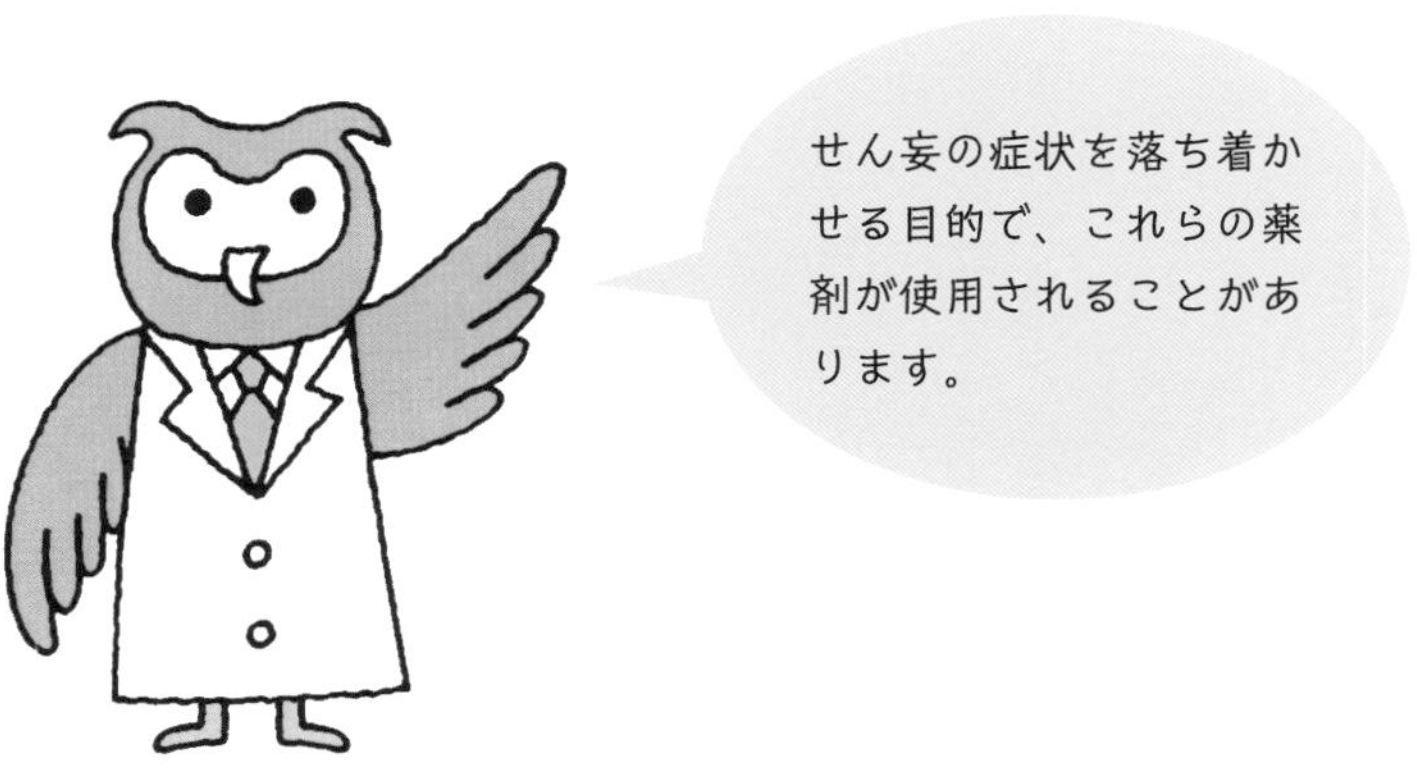
せん妄の症状を落ち着かせる目的で、これらの薬剤が使用されることがあります。

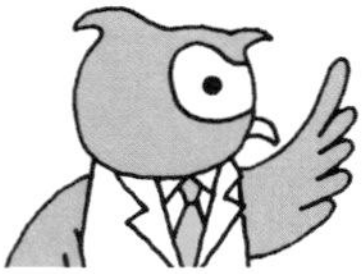

介護家族だって イライラして怒ることはあるのです！

認知症介護では、患者さんを怒ってはいけないとしばしばいわれています。しかし、そのようなことは本当に可能なのでしょうか。患者さんの理不尽な言動や行動に対して介護する家族がつい怒ってしまうのはよくあることです。介護する家族にも感情があるのです。体調が悪いときや、患者さんからあまりにひどいことを言われたら、家族が怒ってしまうのは当然のことだと思います。

私は、患者さんを怒ってしまい落ち込んでいる家族に次のように伝えています。

「そうでしょうね、そんなことを言われたら誰でも怒るのは当然です。私は、ご家族が患者さんを怒ってしまったことはしかたのないことだと思います。ご家族だって感情のある人間なのですから、怒ってしまうのは当然ですよ。でもね、怒っても事態は改善しないことを理解しておくことも大切なことです。そこをしっかり理解しているならば、怒ってしまうのもやむを得ないことかもしれません。落ち込むことはないと思います。ほかの介護家族も同様のことで悩んだり落ち込んだりしているのです」

完璧な介護などはありえないのです。ベストの介護ではなく、ベターな介護を目指すことが大切ではないでしょうか。介護は、何年にもわたり続いていくマラソンのようなものです。家族も患者さんに対して怒りを向けたり、あきらめの気持ちをもったりしながら、それでも介護は続いていくのです。介護する家族が患者さんに対して怒ることは、なんら理不尽なことではありません。

第2章

症状がよく似ている「せん妄」と「認知症」

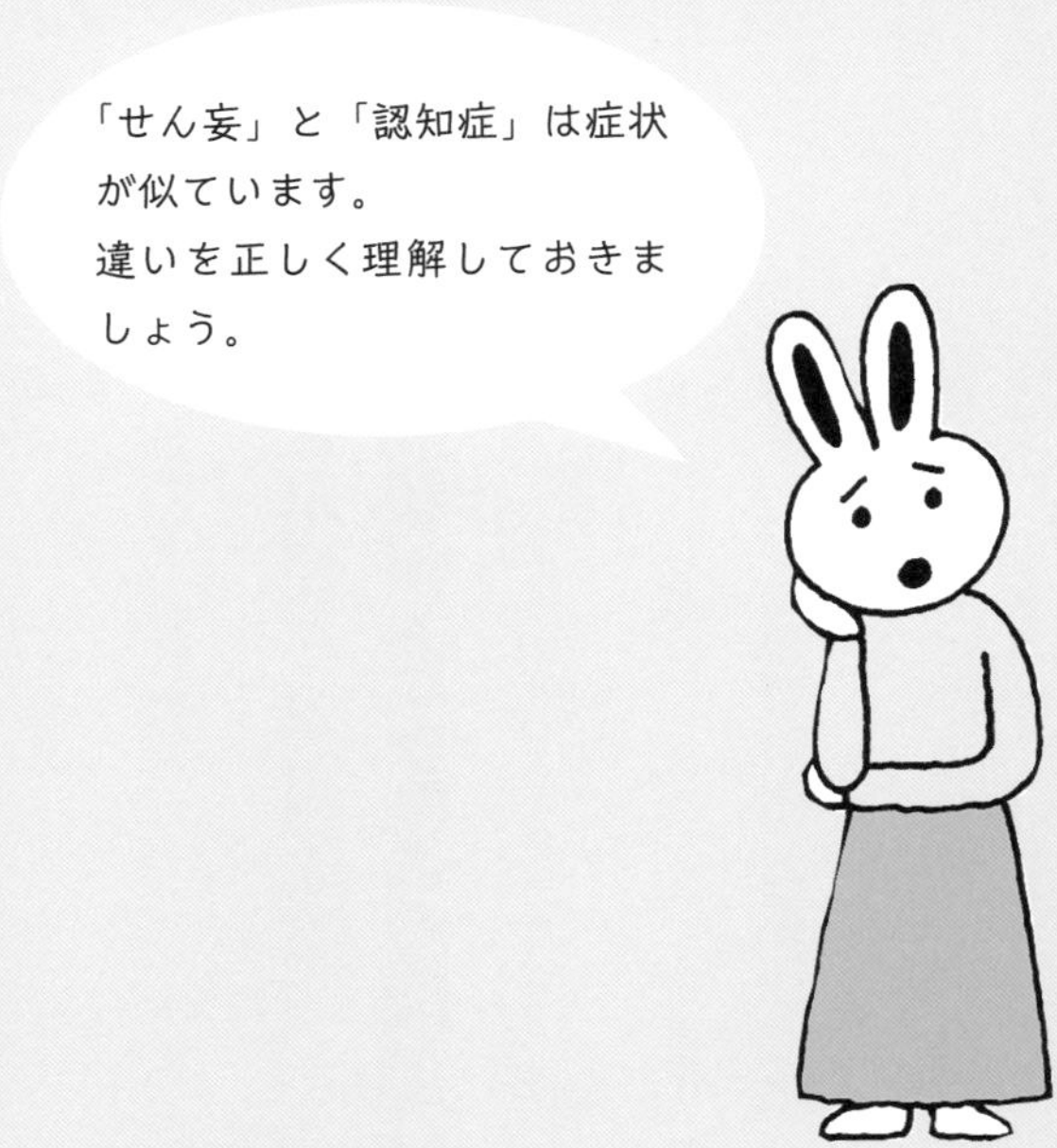
「せん妄」と「認知症」は症状が似ています。
違いを正しく理解しておきましょう。

せん妄と認知症の見分けかた

【表2】せん妄と認知症の違い

	せん妄	認知症
発症のしかた	急性（数日で出現する）	緩徐（いつとはなく発症、気づいたら認知症になっていた）
経　過	一過性のことが多い。治療によって改善、治る	緩徐に進行、悪化する。原則治らない
意識障害	あり	なし
症状の変動	夕方から夜間にかけて、増悪することが多い	アルツハイマー型認知症では変動は少ない。レビー小体型認知症では多い
幻想・妄想	しばしばみられる	レビー小体型認知症ではしばしばみられる

せん妄と認知症は症状がとてもよく似ている

せん妄と認知症は症状が似ていることが多いのですが、大雑把《おおざっぱ》に述べると発症のしかたと経過、ならびに意識障害の有無によって区別されるものです。

せん妄については第1章でくわしい解説をしましたので、ここではせん妄と認知症の大きな違いについて理解をしていただければよいと思います。その違いについて上の表で示しました（↓表2）。

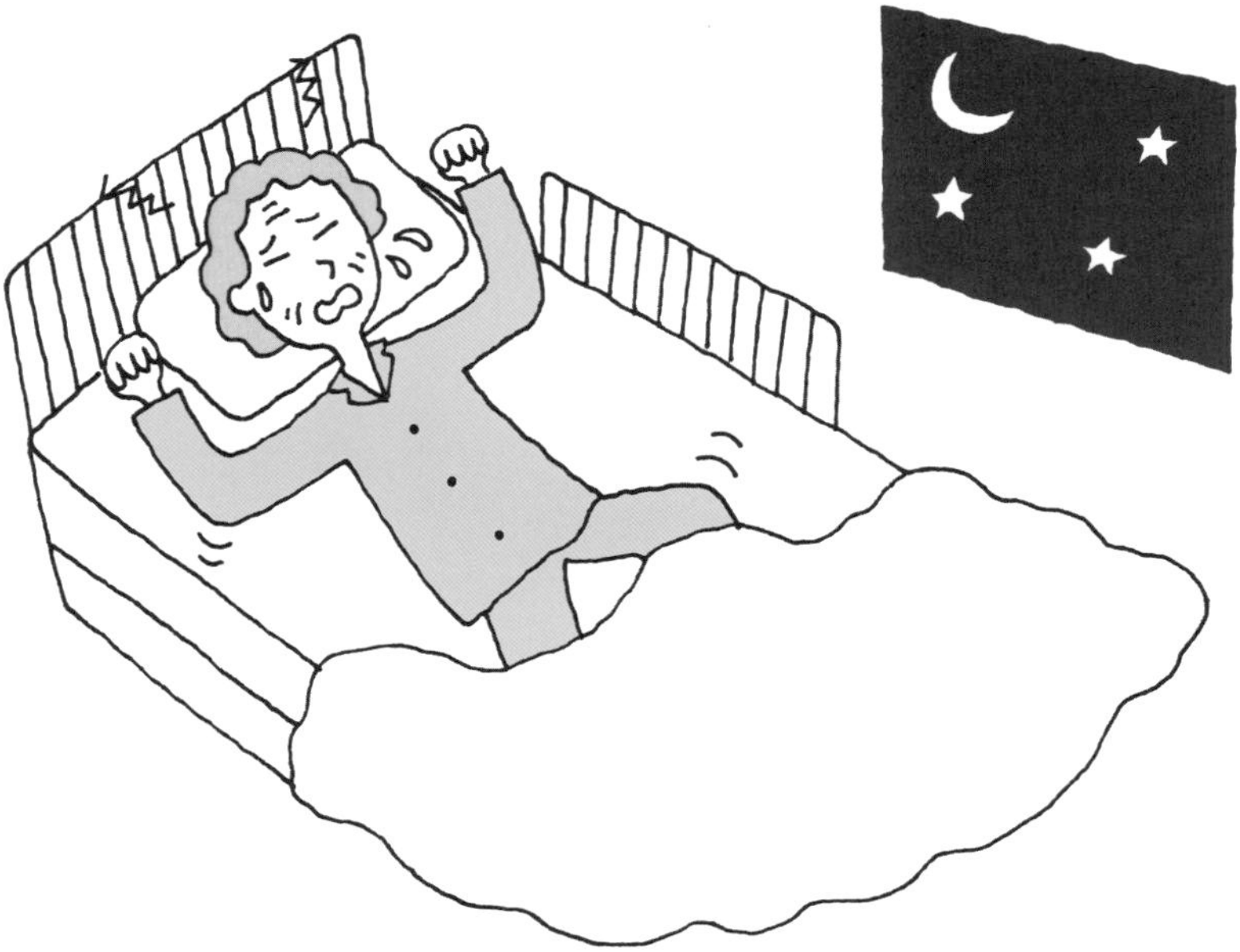

せん妄は、入院などをきっかけに急性発症するのが特徴

❶せん妄は、急性発症が特徴です。ある日、あるいは、あるときから症状が出現してきます。

たとえば、「肺炎で入院した翌日から様子がおかしい」「手術前には異変に気づかなかったが、手術後から夜騒いで寝ない」といった感じです。

認知症は、いつから発症したのかがわからず、徐々にもの忘れなどの症状が進んできます。

たとえば、「数年前からもの忘れはあったが、最近2カ月が特にひどい」「気がついたらもの忘れがとてもひどい」といった病歴になります。

❷経過としては、せん妄は一過性にみられ、治療がうまくいくと、数日から数週間で症状は軽減から回復することがほとんどです。いっぽう、認知症は、年余にわたって緩徐に進行、悪化していきますし、原則として回復することはありません。

❸両者の診断の基本にもなるのですが、せん妄は意識障害がある、認知症は意識障害がないことが原則です。

❹症状の変動をみると、せん妄は日中はおとなしいのですが、夕方から夜間にかけて落ち着かない、騒ぐなどの状態が増悪してきます。いっぽう、認知症のなかでアルツハイマー型認知症は、1日のなかで目立つ症状の動揺がないことが多いのですが、患者さんによっては夕方から怒りっぽい、自宅にいるのに「自宅に帰る」と言い張るなど、落ち着かない状態を示す場合があります。夕暮れ症候群、あるいは日没症候群と呼ばれる状態です。

❺症状の変動で注意したい点は、レビー小体型認知症でみられる症状の動揺性です。レビー

小体型認知症では、もの忘れの状態や幻視などの症状によしあしがみられることが特徴のひとつです。この調子のよしあしが、せん妄と間違えられる可能性があります。レビー小体型認知症の動揺性は、朝、起床後や昼寝後のように、やや覚醒《かくせい》が十分でないときに調子が悪い状態をいうのですが、数時間すると調子がはっきりしてくることが多いのです。

❻せん妄では幻覚がしばしばみられます。そこにいない人間や動物が見える幻視を訴えることがしばしばあります。天井のシミを虫と間違える錯視《さくし》もよくみられるものです。アルツハイマー型認知症でも幻覚がみられることがありますが、あまり多くはありません。いっぽう、レビー小体型認知症では幻覚が主要な症状のひとつになっています。さらに、レビー小体型認知症ではせん妄をともないやすいという特徴もあります。

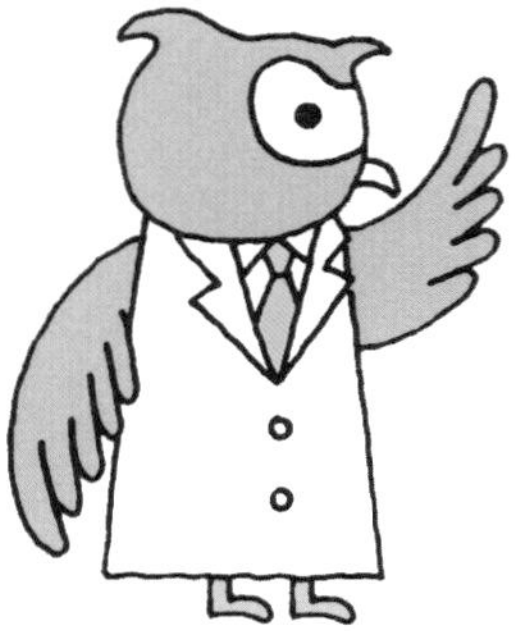

認知症を正しく理解しよう

【図5】認知症の定義

❶ 一度獲得された知的機能がなんらかの原因によって低下すること

↓

❷ 知的機能の低下によって社会生活や家庭生活、職業上で支障をきたすこと

↓

❸ 意識障害がないこと

せん妄と認知症の明らかに異なる部分とは

せん妄と認知症は、症状が似ていることが多いので、しばしば混同されがちですが、両者は明らかに異なるものです。そこを理解するために、この章では認知症についてくわしく解説をしていきます。

認知症は、上の図5に示した❶～❸の3つの流れによって規定されています。

認知症は、いつとはなく発症し、何年にもわたって進行・悪化することが特徴になっています。

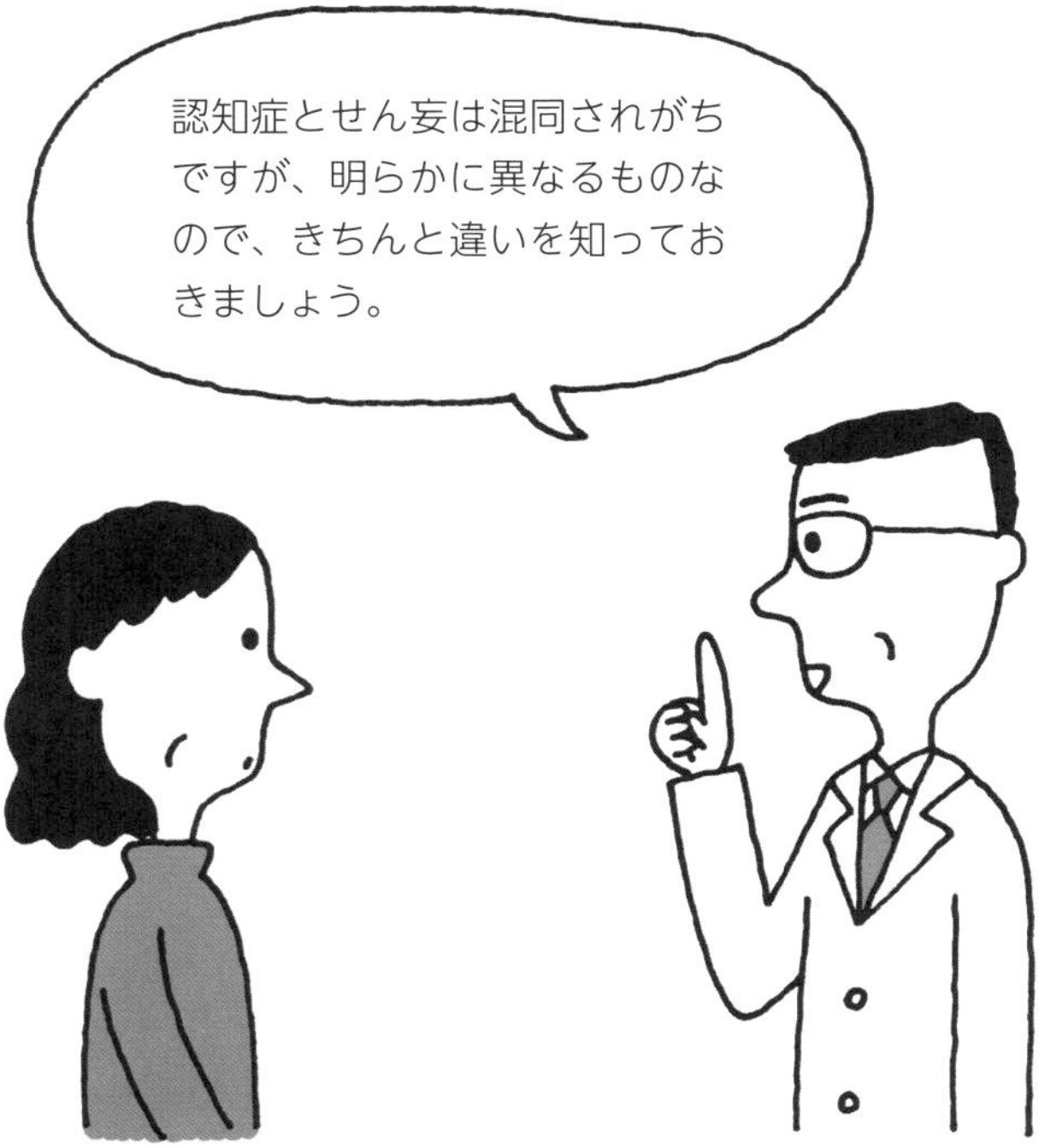
認知症とせん妄は混同されがちですが、明らかに異なるものなので、きちんと違いを知っておきましょう。

さらに、意識の低下や混濁《こんだく》がある場合には、認知症との判断を下すことはできません。

いっぽう、せん妄は第1章でも述べたように、急性に発症する意識障害のひとつのタイプです。

認知症は、正確には病名ではなく状態を指す医学用語です。認知症を起こす原因となる病気は、70から100くらいあるといわれています。

そのなかで認知症の原因疾患としては、

- アルツハイマー型認知症
- レビー小体型認知症
- 血管性認知症

が3大疾患といわれています。

認知症のおもな原因は3つ

【図6】もの忘れ外来5104名の臨床診断内訳

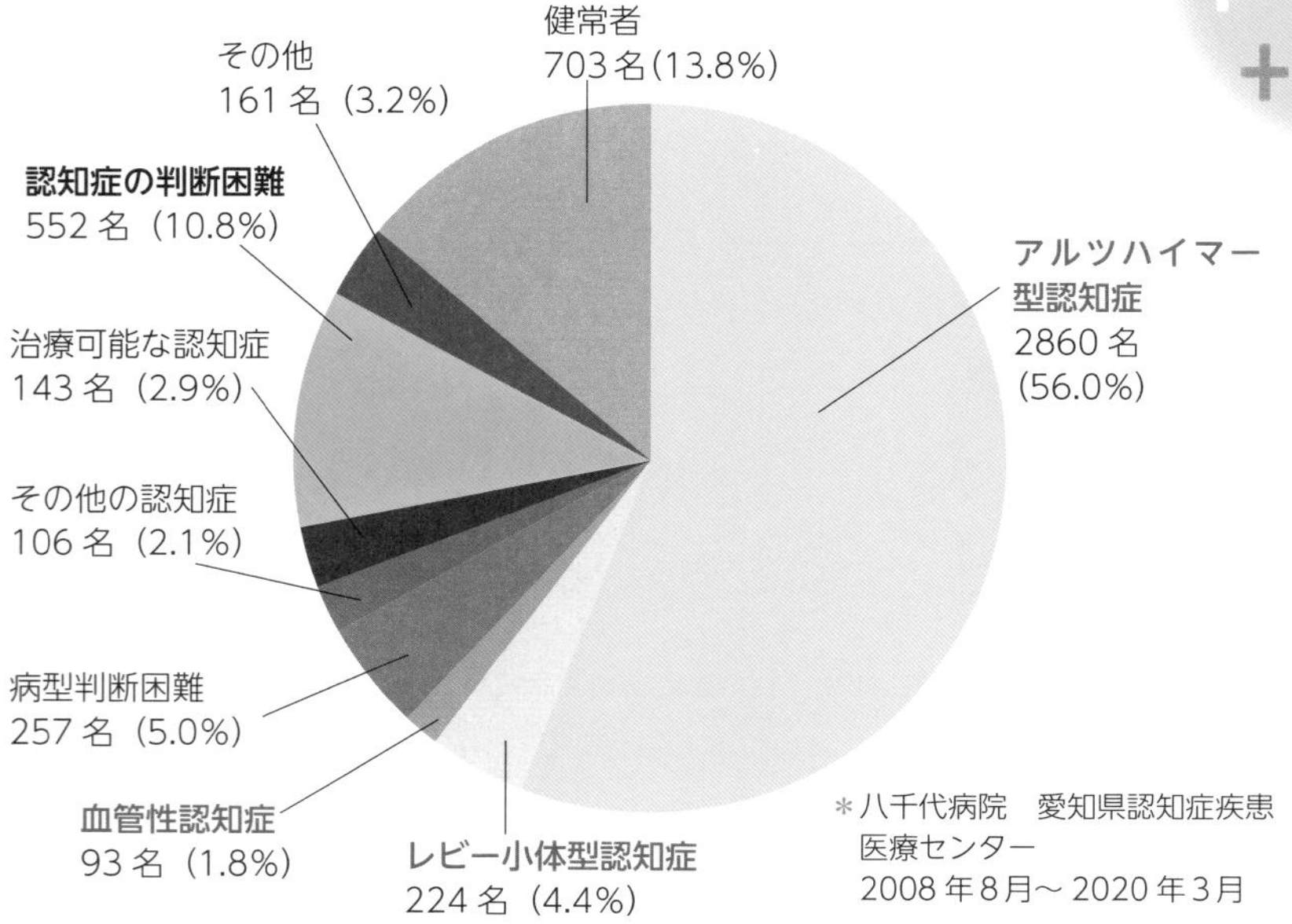

＊八千代病院　愛知県認知症疾患医療センター
2008年8月～2020年3月

全体の約6割を占めるのは アルツハイマー型認知症

上の図6は、もの忘れを心配して認知症疾患医療センターを受診してきた、5104名における診断名をグラフにしたものです。

アルツハイマー型認知症が最も多く、全体の約6割を占めています。次いでレビー小体型認知症、血管性認知症と続いています。

この3つの疾患が認知症の3大原因疾患といわれるものです。

さらに、遭遇することはまれですが、行動障害や精神症状が目立つ前頭側頭型認知症を

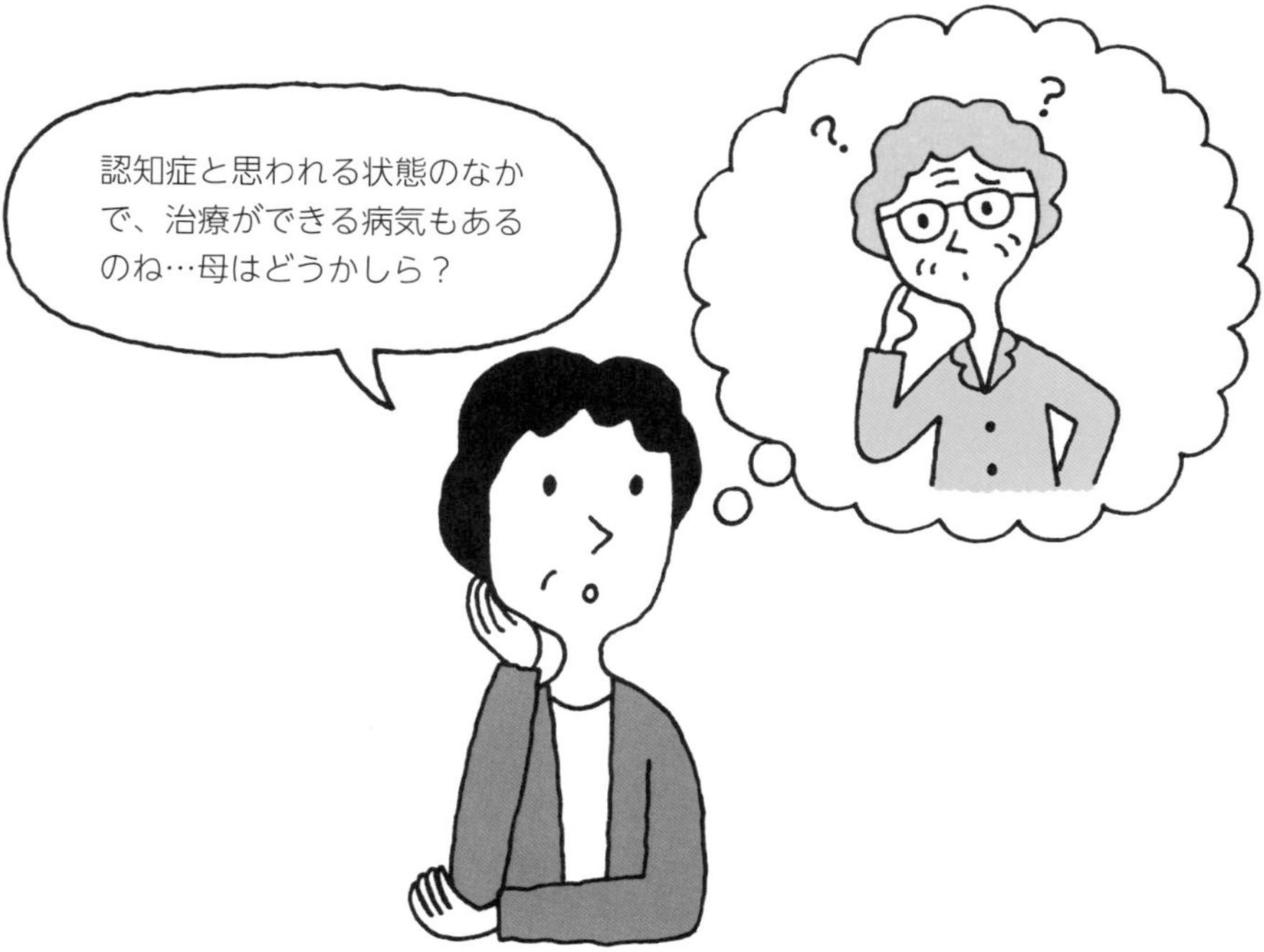
認知症と思われる状態のなかで、治療ができる病気もあるのね…母はどうかしら？

加えて、４大原因疾患と呼ばれることもあります。

現在、認知症に進展すると根本的な治療法はないとされています。そのなかで認知症に症状は似ているのですが、適切な治療で治る病気があります。治療可能な認知症といわれるものです。

このなかには、甲状腺機能低下症や脳腫《のうしゅ》瘍《よう》、慢性硬膜《まんせいこうまく》下《か》血腫《けっしゅ》、ビタミンB12低下症などが含まれています。ここで覚えておきたいことは、認知症と思われる状態のなかで治療ができる病気もあるということです。

もの忘れが心配、あるいは認知症ではないかと思われる場合には、認知症専門医療機関を受診するようにしたいものです。

【図7】認知機能の流れと病態の変遷

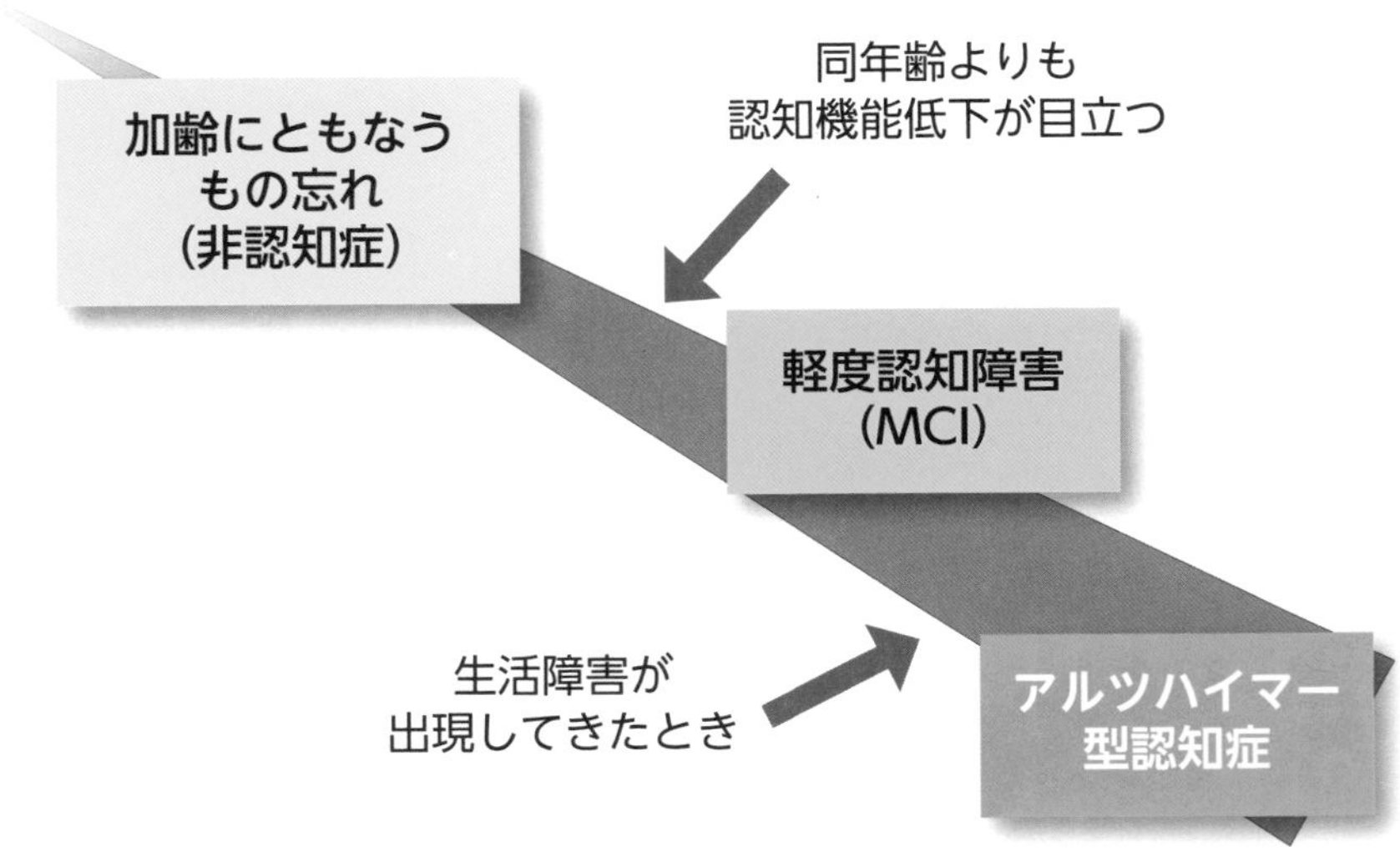

加齢にともなうもの忘れと認知症の見極めは難しい

認知症と診断するうえで難しいことは、患者さんが示すもの忘れ症状が、加齢にともなうものなのか（いわゆる歳のせい）、あるいは認知症に進展している結果としてのもの忘れなのかの区別なのです。

この線引きがじつは最も難しいのです。加齢にともなうもの忘れと、認知症の予備軍といわれる軽度認知障害、アルツハイマー型認知症は1本の連続した線状に位置するものです（↓図7）。

加齢にともなうもの忘れと、軽度認知障害との区別は、同年齢に比して認知機能の低下が進んでいるかどうかで判断しますが、その境界はあやふやです。

いっぽう、生活障害がなければ軽度認知障害、あればアルツハイマー型認知症と診断されるのですが、生活障害の有無を判断する根拠もあやふやです。ですから、初期の段階のアルツハイマー型認知症をはじめとする認知症と、加齢にともなうもの忘れを厳密に区別することに苦慮することが少なくありません。

48ページの図6では、認知症に進展しているのか、加齢にともなうもの忘れにとどまっているのかの判断ができない患者さん（認知症の判断困難）が10・8％を占めています。

つまり、初診の時点で認知症なのか否かの判断をすることができない患者さんが10人中1人はいることになります。

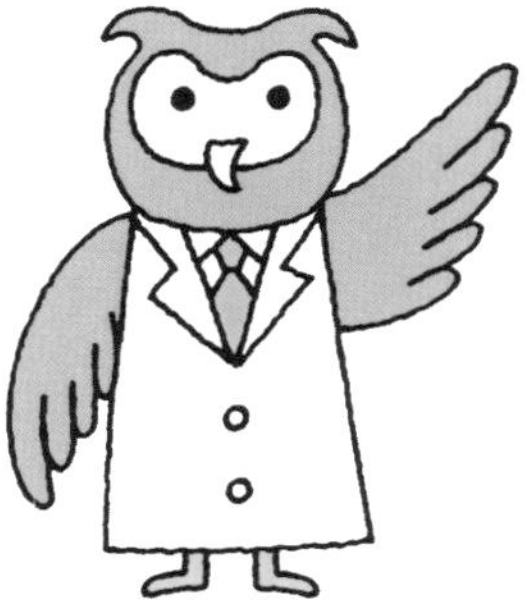

認知症には、中核症状と周辺症状がある

【図8】アルツハイマー型認知症の中核症状と行動・心理症状（BPSD）

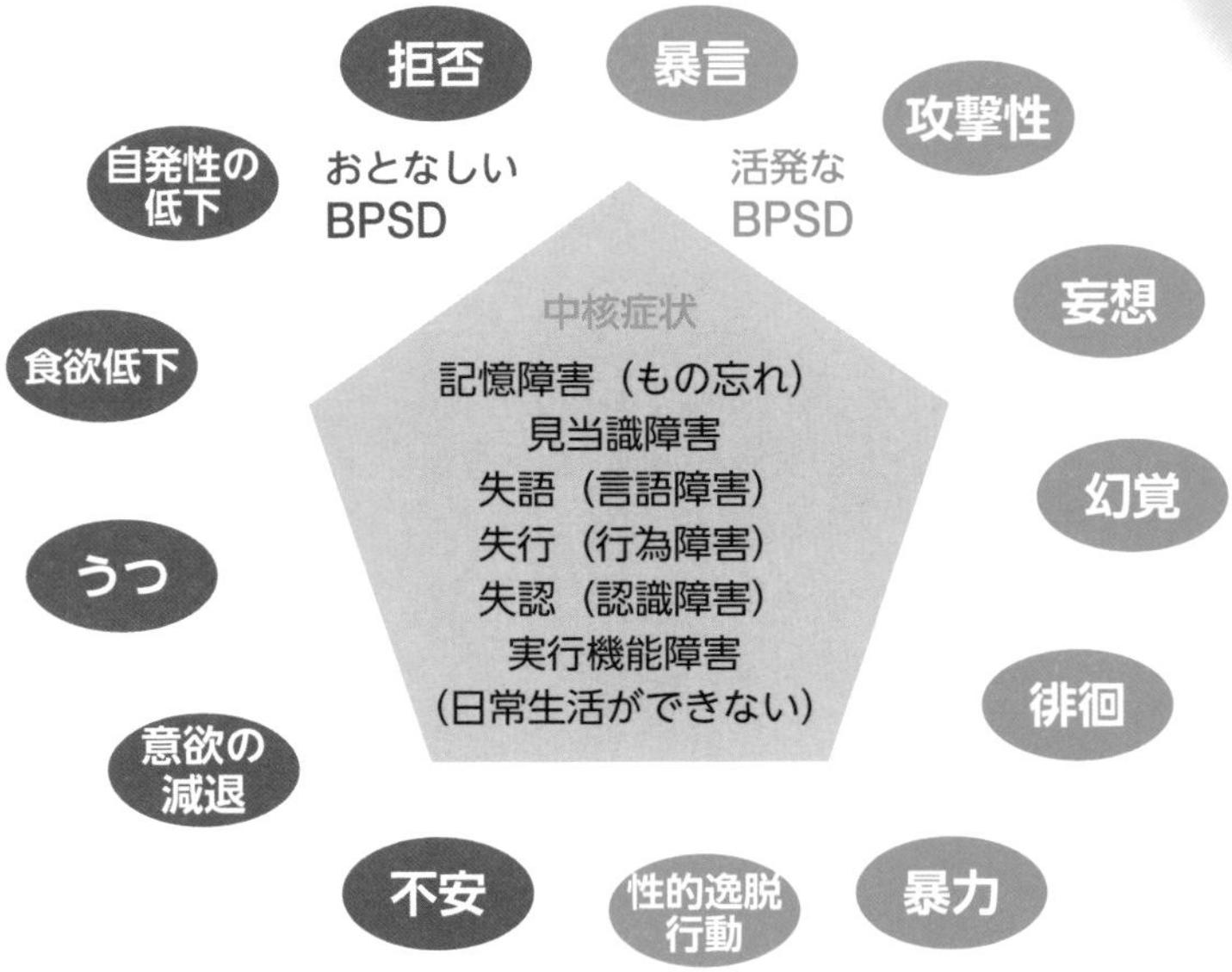

中核症状を背景にして現れる周辺症状

認知症の症状を理解する際に、中核症状と周辺症状とに分けて考えると理解しやすいと思います（→図8）。

中核症状は脳の神経細胞が壊れることで生じてくるもので、その中核症状は、認知症疾患のタイプ別に共通した症状が出現します。たとえば、アルツハイマー型認知症ならば、記憶障害に見当識障害、失語、失行、失認などが中核症状となります。レビー小体型認知症では、幻視やパーキンソン症状、レム睡眠

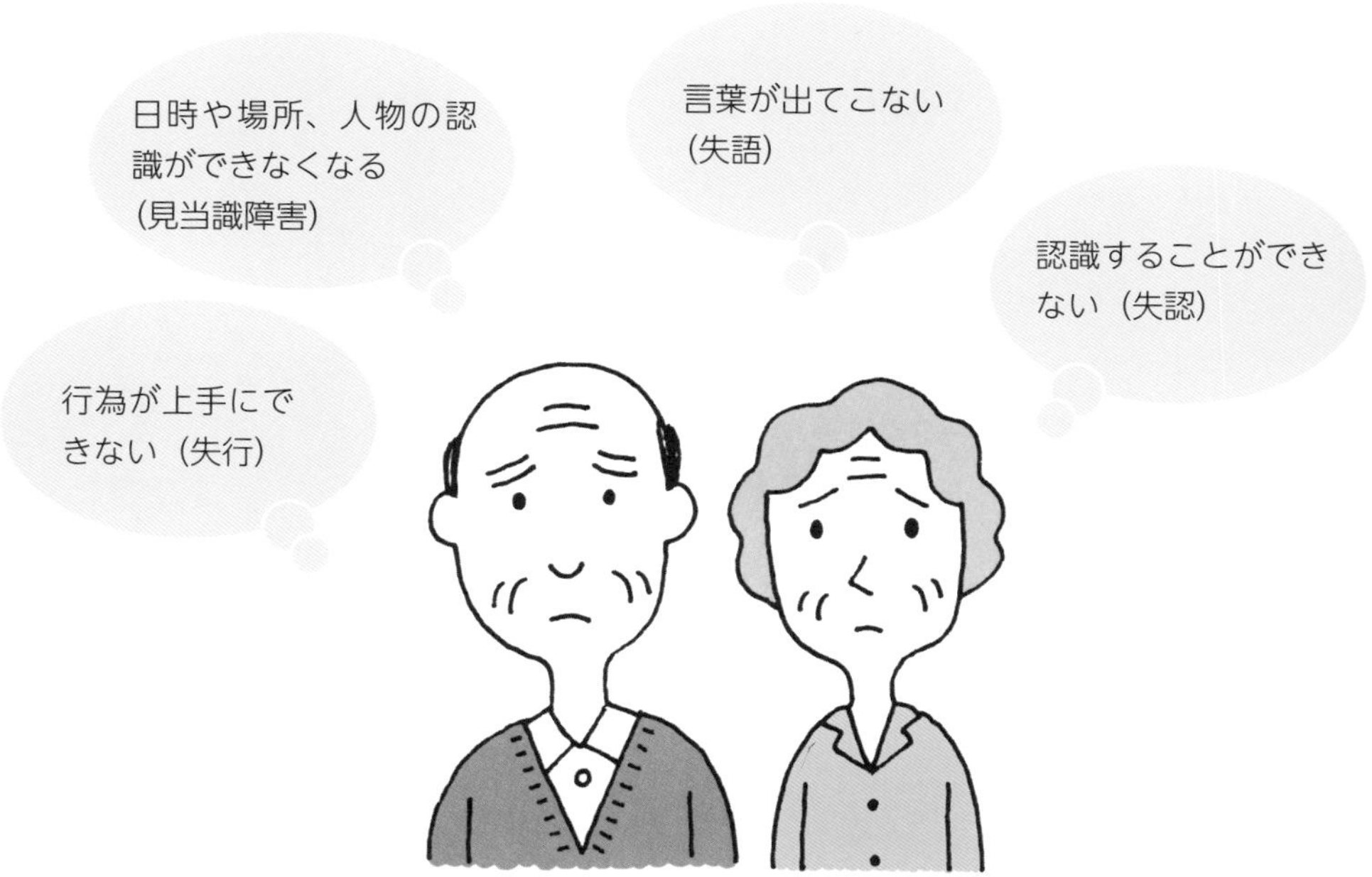
日時や場所、人物の認識ができなくなる（見当識障害）
言葉が出てこない（失語）
認識することができない（失認）
行為が上手にできない（失行）

行動障害などが中核症状になっています。

周辺症状は、中核症状を背景にその患者さんの生活歴や病前性格、家族との関係性、身体疾患の有無などが複雑に組み合わさって出現してくる多彩な行動障害、あるいは精神症状を指しています。

この周辺症状は、患者さんごとに出現する症状が異なってきます。アルツハイマー型認知症ならば、もの盗られ妄想や徘徊《はいかい》、性的逸脱行為、暴力行為などが代表的なものになります。レビー小体型認知症ではもの盗られ妄想や被害妄想、不安症状、睡眠障害などが家族を困らせる周辺症状になるかと思います。

周辺症状は、別名で行動・心理症状（BPSD）などと呼ばれることもあります。

アルツハイマー型認知症の特徴を理解する

アルツハイマー型認知症の特徴

もの忘れ（記憶障害）で始まることが多く、進行性に悪化する

＊進行しない場合は年齢にともなう心配いらないもの忘れ

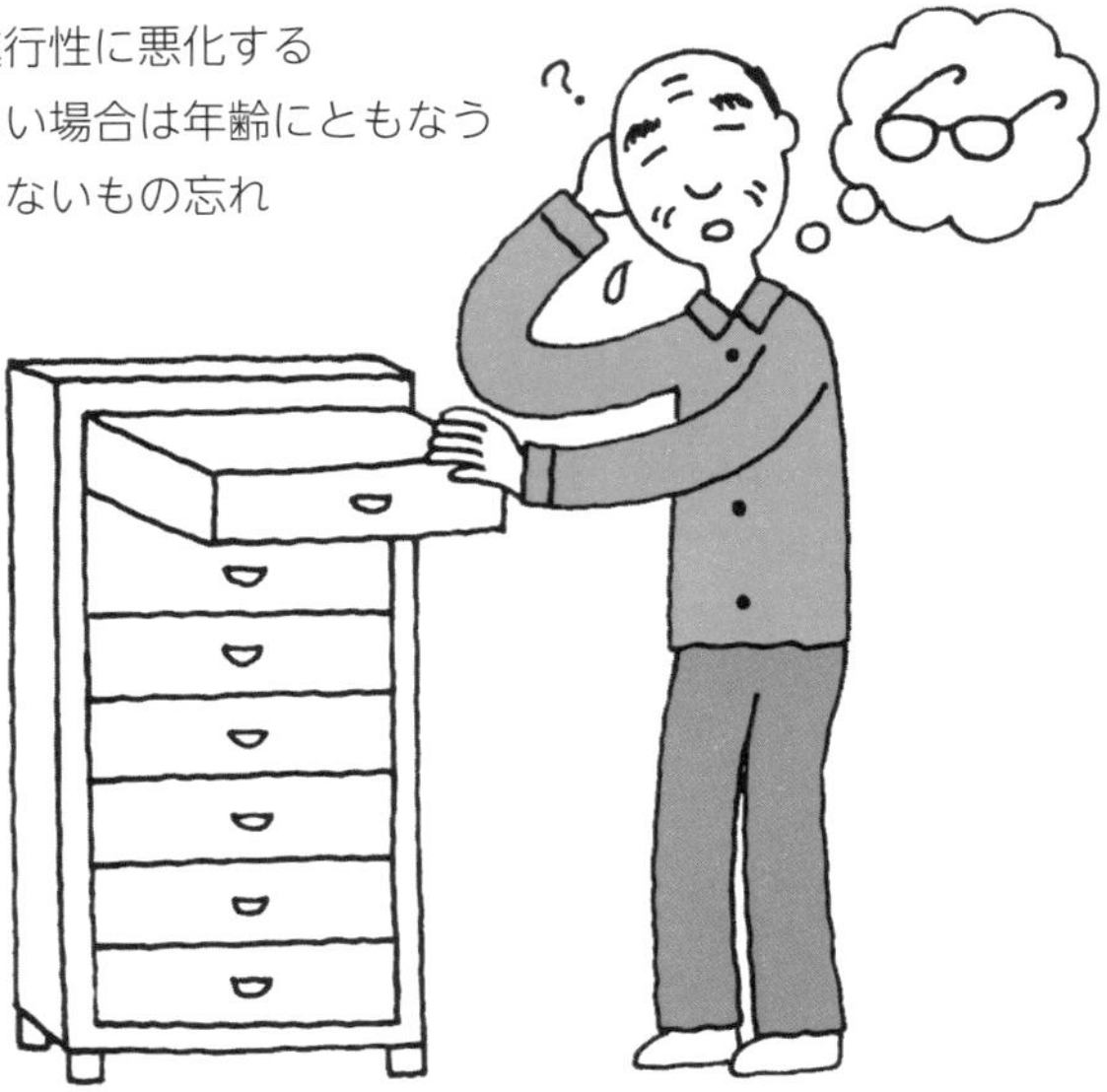

ひとりでできていたことができなくなるのがサイン

アルツハイマー型認知症は、認知症を起こす原因で最も多いものです。以下の特徴を理解しておくことが、ケアを進める際に役立ちます。

❶年齢に関係なく発症しますが、年齢が進むほど発症しやすい病気です。とくに75歳以上で発症しやすくなり、80歳を超えると飛躍的に増加していきます。

計算ができない

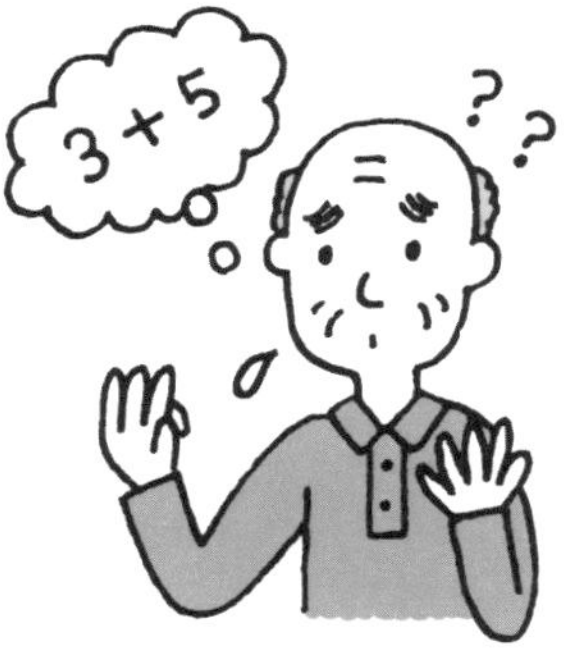

家に帰れない

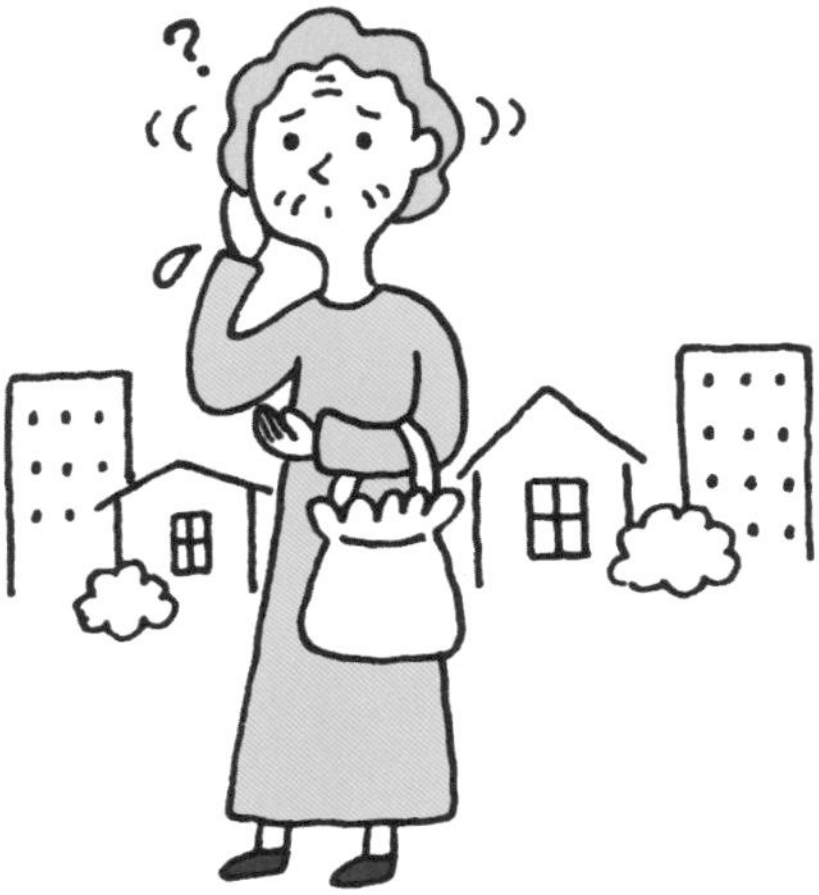

季節にあった衣服が
選べない

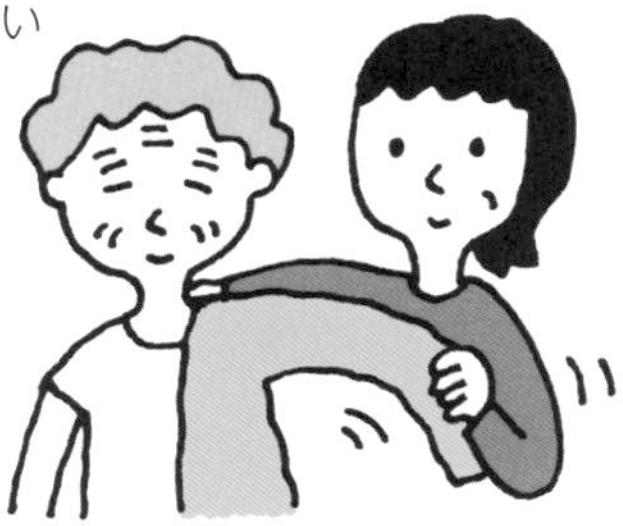

などの症状がひとつ以上
必ずみられる

❷家族がはじめて気づく症状は、しまい忘れや置き忘れなどのもの忘れ症状です。もの忘れだけではアルツハイマー型認知症と診断されません。このもの忘れ症状が進行、悪化していくことが、アルツハイマー型認知症の特徴です。加齢にともなうもの忘れ、つまり、正常老化によるもの忘れは何年経ても進行、悪化をしていきません。

❸もの忘れ（記憶障害）だけではアルツハイマー型認知症とは診断されません。
もの忘れ症状に加えて日時がわからない、居場所で混乱する、季節にあった衣服の選択をできない、外出すると迷子になるなどのほかの症状が加わってきたときに、はじ

もの忘れ症状によって、日常生活になんらかの支障がみられ、家族や周囲の人々が困っている

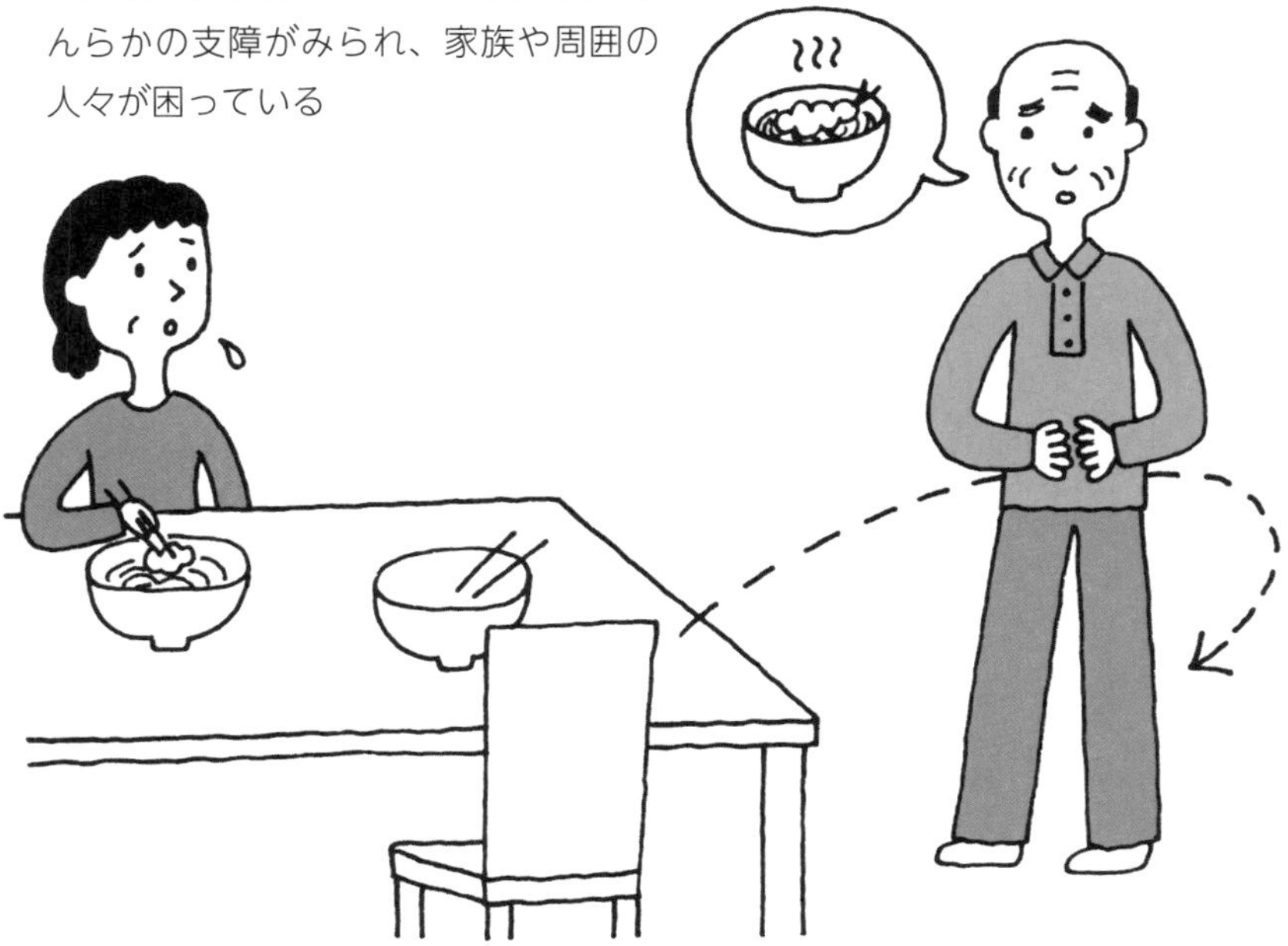

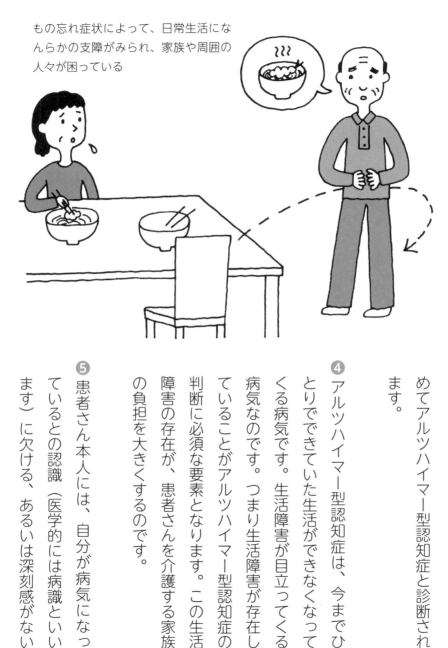

めてアルツハイマー型認知症と診断されます。

❹アルツハイマー型認知症は、今までひとりでできていた生活ができなくなってくる病気です。生活障害が目立ってくる病気なのです。つまり生活障害が存在していることがアルツハイマー型認知症の判断に必須な要素となります。この生活障害の存在が、患者さんを介護する家族の負担を大きくするのです。

❺患者さん本人には、自分が病気になっているとの認識（医学的には病識といいます）に欠ける、あるいは深刻感がない

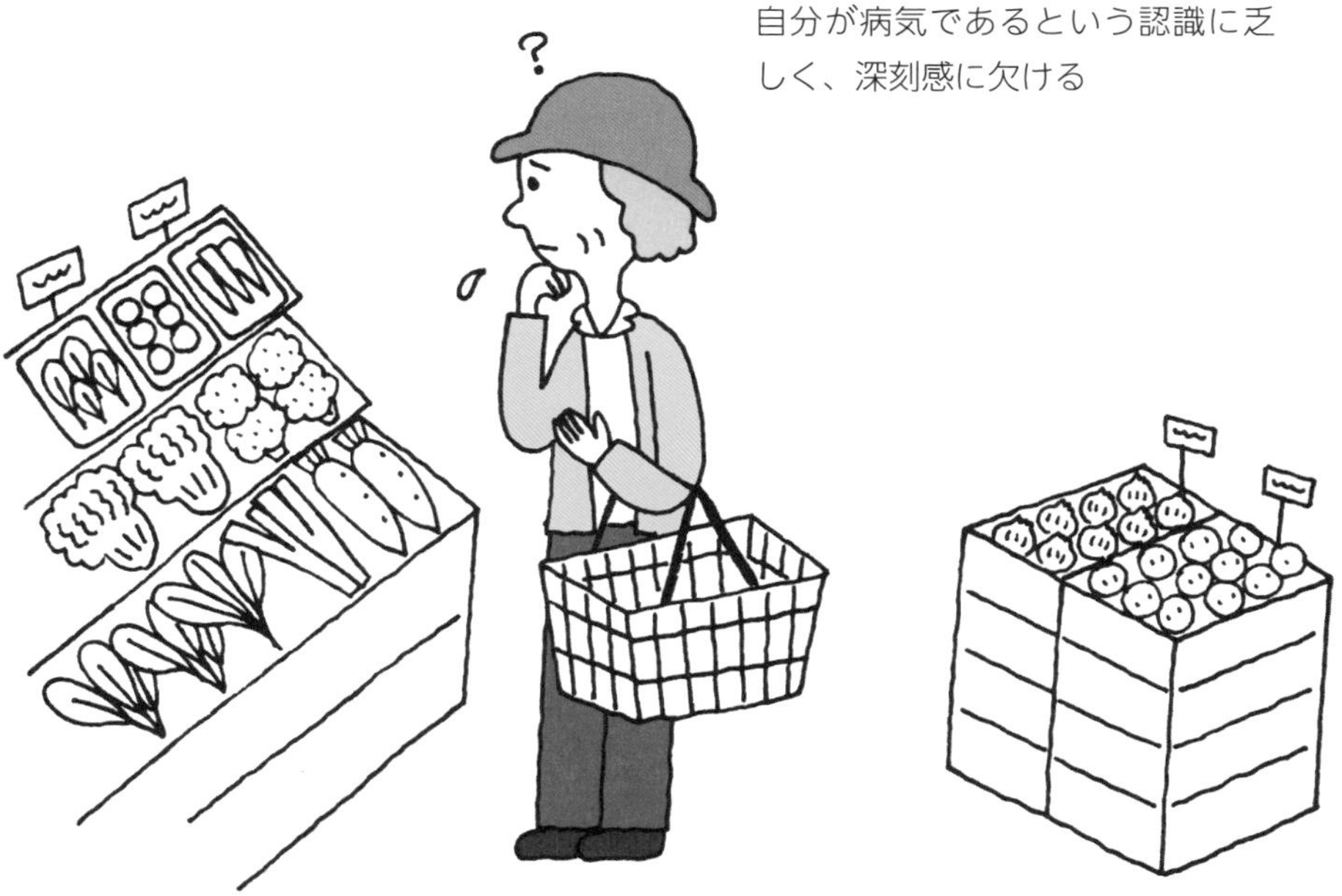

自分が病気であるという認識に乏しく、深刻感に欠ける

ことが特徴のひとつです。自分は今までどおりになんでもできている、行っていると思っているのです。いっぽう、家族や周囲の人々は、すでに患者さんにはそれができなくなっていると感じています。患者さんと家族の認識にギャップが存在しているのです。

❻歩行障害や尿失禁などの首から下の症状は、認知症が高度に進展しないと出現してこないのが原則です。ですから上手な介護、適切な対応を行えれば、患者さんは最期まで自宅で生活を継続することもできるのです。

アルツハイマー型認知症の介護のポイント

アルツハイマー型認知症の介護で気をつけること

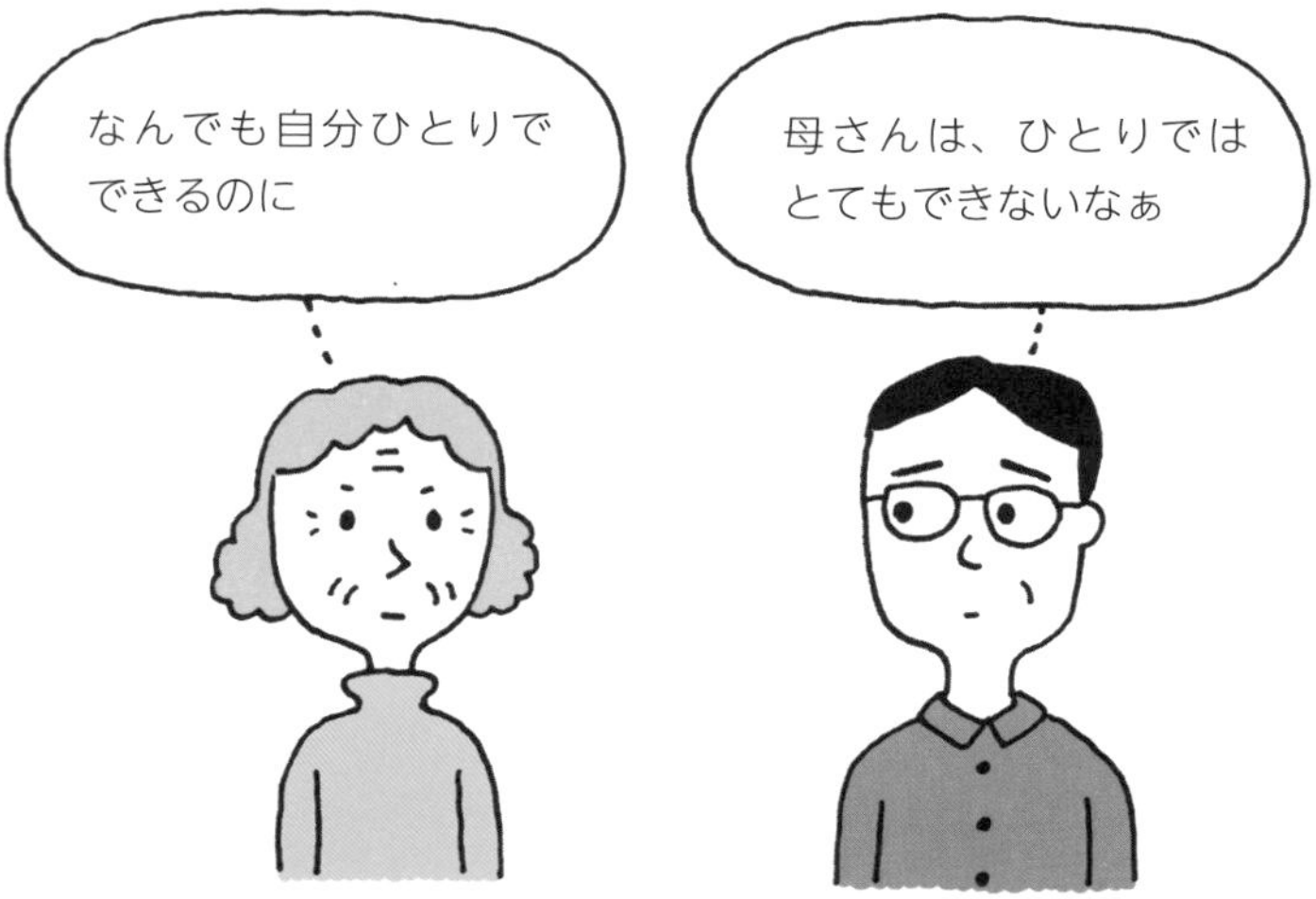
なんでも自分ひとりで
できるのに
母さんは、ひとりでは
とてもできないなぁ

「患者さんは自分が病気であるとの認識に欠ける」
ことを理解して対応を考える

周囲からそっと援助する姿勢が大切

アルツハイマー型認知症患者さんの介護を進める際のポイント、注意点を考えてみましょう。

❶患者さん本人は、自分が病気になっているという認識に欠けることが多いことから「自分は今までどおりなんでもできている、している」と感じていることが多いのです。いっぽう、家族や周囲の人々は「患者さんひとりではできない、しない」と考えてい

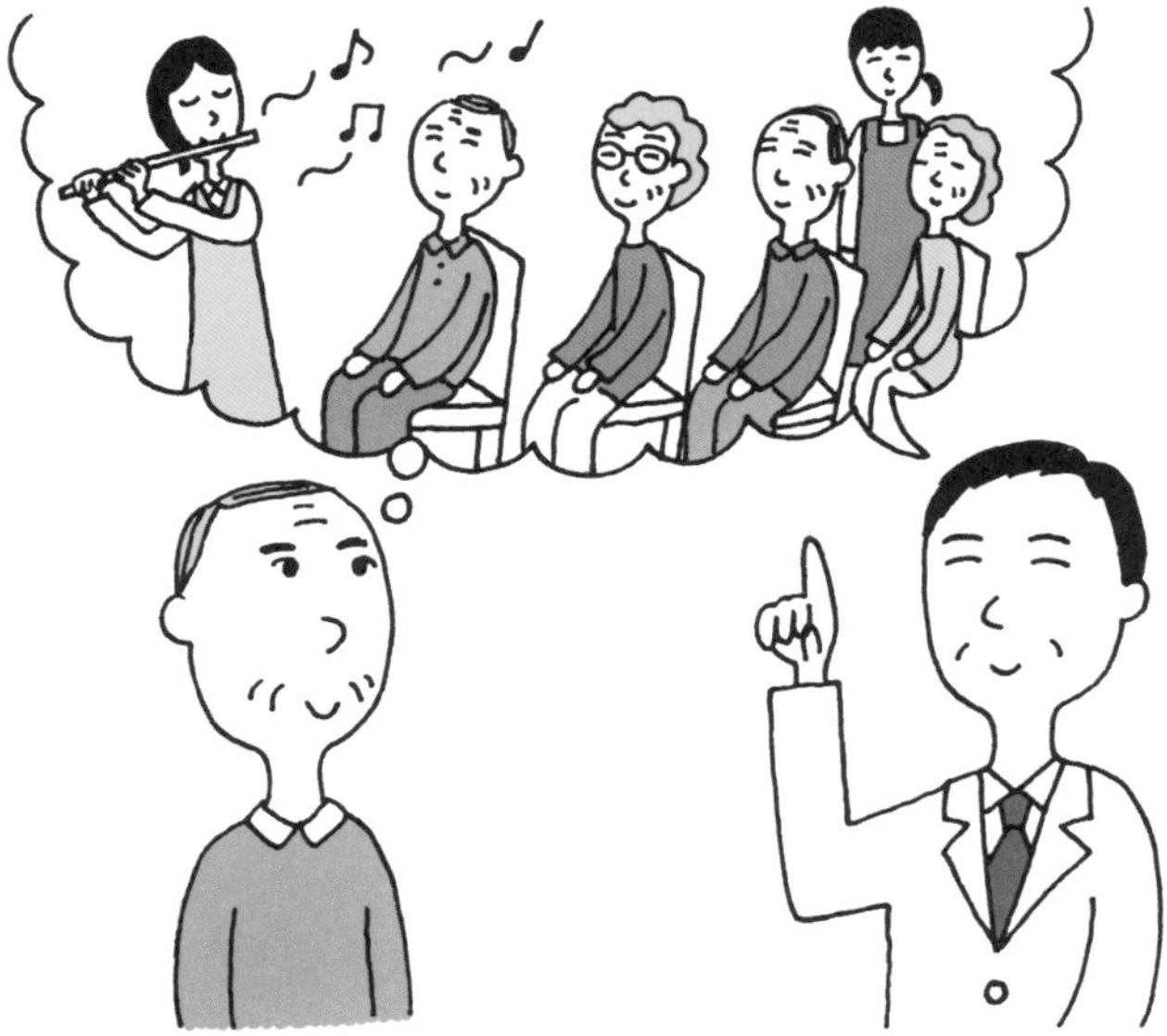

第三者の前では、外面がよいタイプの患者さんには、医師などから助言してもらうと効果的

るのです。患者さんのできないこと、失敗したことを家族が注意しても、患者さんの世界では「そんなことはしていない、注意をされる覚えはない」と思っています。そこに両者のギャップが存在しているのです。このギャップを介護する家族や周囲の人々が理解することが、上手な介護につながっていきます。患者さんができないことを責めるのでなく、周囲からそっと援助をする姿勢が求められるのです。

❷取り繕《つくろ》いがうまい、外面がよいこともアルツハイマー型認知症の特徴のひとつです。この取り繕いのうまいことが逆に介護認定の調査の際にマイナスになってしま

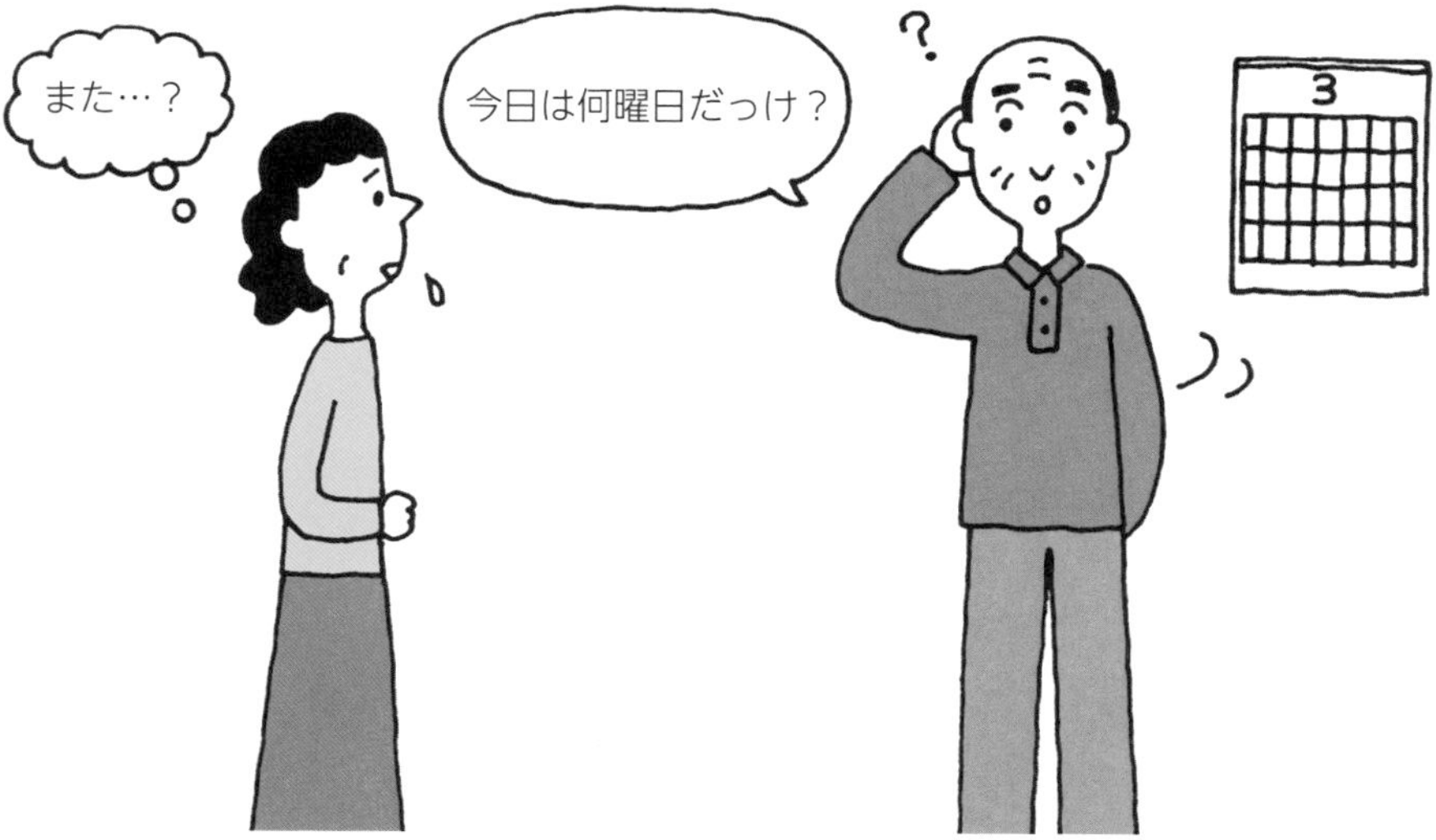

ひとつのことにこだわるとほかに注意を向けるのが難しくなるため、同じことを何回も言うなどの行動が起こる

い、適切な介護度の認定に至らないことが少なくありません。なぜならば訪問調査員の質問になんでもできると答え、さらに元気そうに振る舞ってしまうからです。

このタイプの患者さんは第3者、あるいは権威があると思われている者からの働きかけならば受け入れてくれることが少なくありません。たとえば、デイサービスをいやがる患者さんでも、医師の勧めならば受け入れてくれる可能性があるかと思います。娘の忠告は受け入れませんが、可愛がっている孫娘の言うことならば聞いてくれるかもしれません。

❸ひとつのことにこだわると、注意がほかに向かないことも特徴といえます。注意をあちこちに向けることが苦手になってくるのです。そこから同じことを何回も聞いてくる、タンスの中身を出したりしまったりする行動をくり返すなどの症状が出てきます。周囲から適切なときに、注意をほかに向けてあげる働きかけが必要になってきます。

たとえば、同じことを何回も聞いてくるときには、一度きちんと答えたあとに「いっしょに買い物に行きましょう」などと伝えて、患者さんのこだわっている関心を別に向けるようにします。

❹自分で行ったことを他人の責任にしたがるなど、気持ちのベクトルが外に向かうことも特徴のひとつです。たとえば、自分が財布をしまい忘れたのに「他人が持っていった」「誰かが盗んだ」という考えにすり替わってしまうのです。ここからもの盗られ妄想に発展していきます。

これらの特徴を理解したうえで介護を進めるようにしたいものです。

レビー小体型認知症の特徴を理解する

レビー小体型認知症の特徴

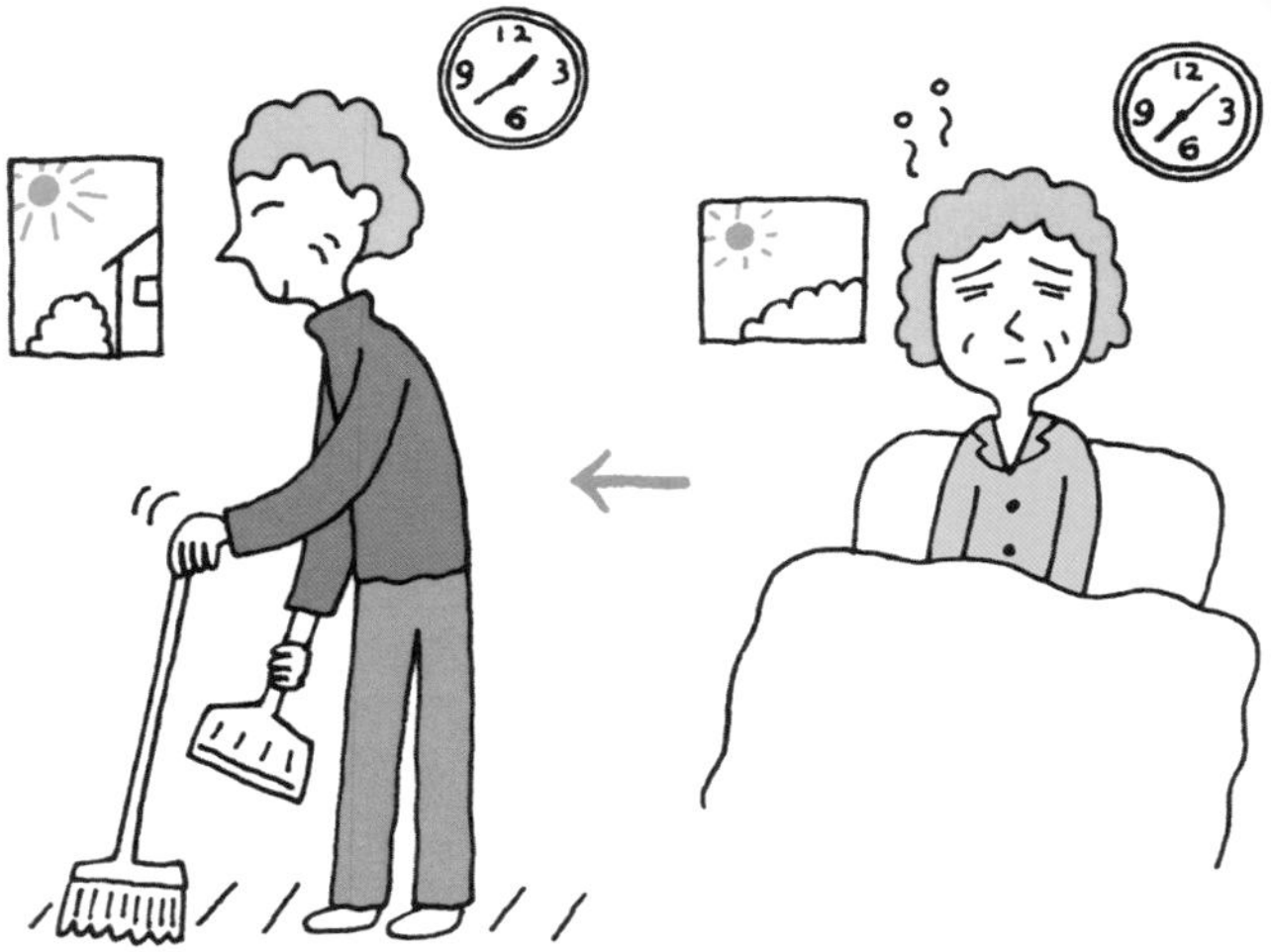

朝起きたときなどはボーッとして調子が悪いが、しばらくすると
調子がとてもよくなるなど、調子のよしあしがはっきりしている

レビー小体型認知症に特有の症状とは

レビー小体型認知症は、多彩な精神神経症状を起こすことで知られています。ここでは、その特徴を簡潔にまとめておきます。

❶覚えておきたい特徴のひとつとして、症状に動揺性がみられることがあります。もの忘れ症状や、幻視、運動障害で調子のよいときと悪いときが目立つことが、レビー小体型認知症の特徴のひとつになっています。たとえば、朝起きたときや、昼寝の後

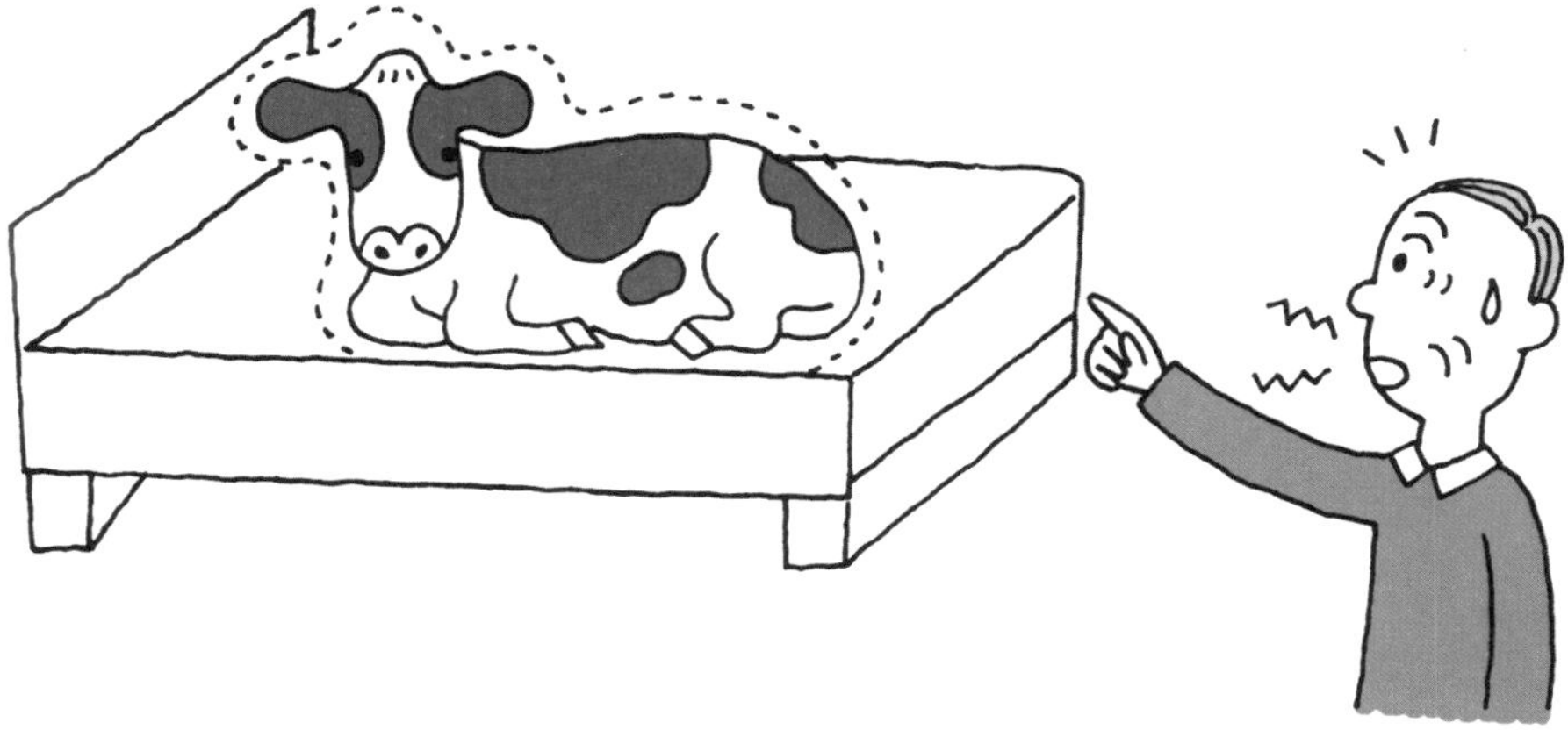
いないはずの人間や、動物が見えると訴える

ではボーッとして調子が悪いのですが、しばらくすると調子がとてもよくなります。同じ薬を飲んでいても調子のよしあしが目立ちます。

週あるいは月単位で、調子が大きく変動することもあります。この調子の悪い時期は一過性ですので、この時期を認知症が進んだと考える必要はありません。また調子がよくなってくるときがあるからです。

❷レビー小体型認知症の最大の特徴は幻視の訴えです。実際にいない人間や動物が見えると訴えるのです。

さらに、天井のシミを虫と間違えたりする錯視《さくし》や、慣れ親しんだ人物を別の人間と認

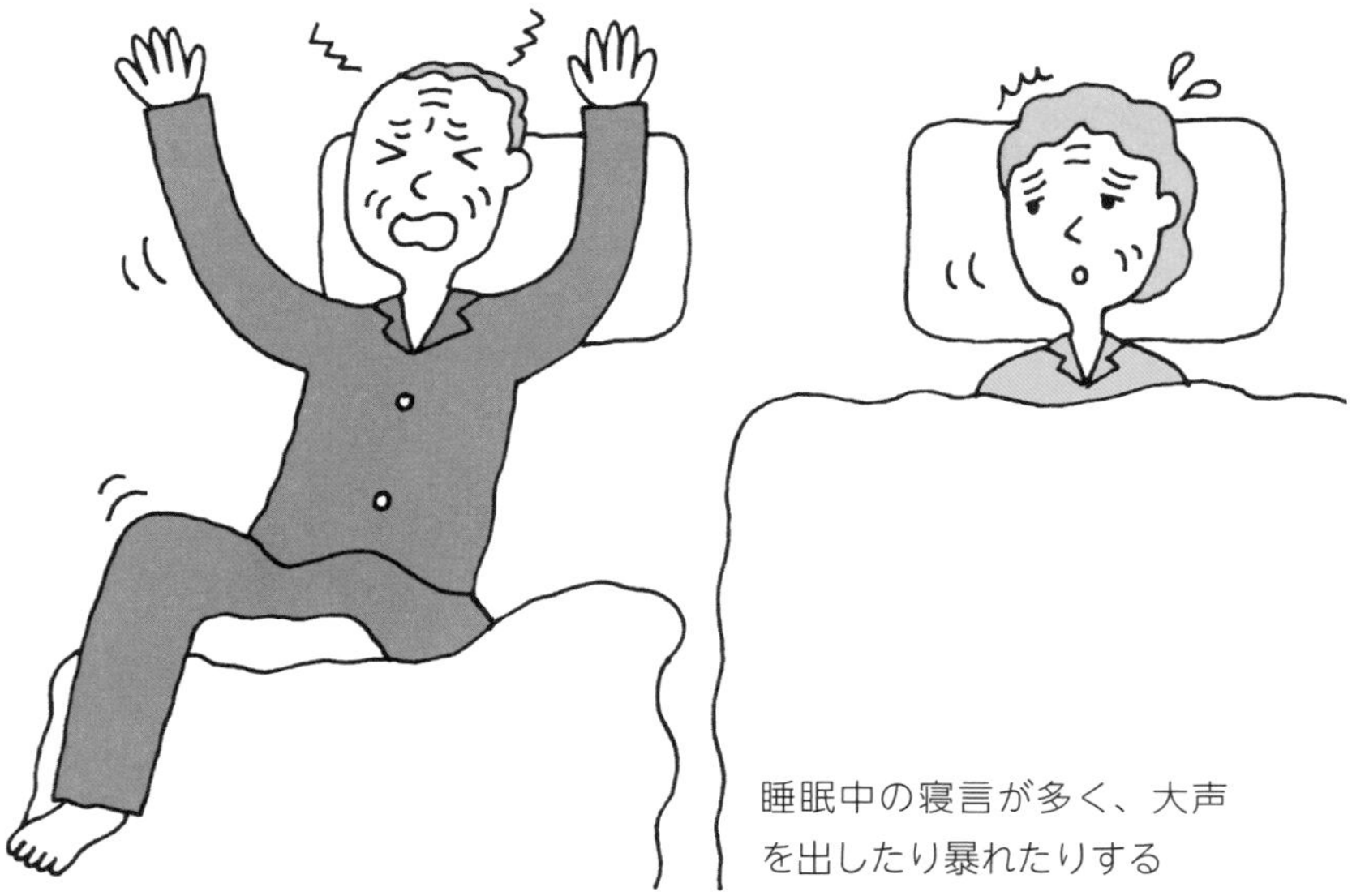

睡眠中の寝言が多く、大声を出したり暴れたりする

識する人物誤認も、しばしばみられる症状です。

たとえば、妻を死んだ母親と間違えたり、実の兄を自分の息子と思い込んだりするのです。この人物誤認がみられると介護をする家族はびっくりしてしまいますが、病気のひとつの症状なのです。

❸動作や歩行が緩慢《かんまん》、手足の震え、転びやすいなどで示されるパーキンソン症状もしばしばみられるものです。パーキンソン症状が進行すると転びやすくなります。階段の昇降や散歩に行くときには家族が同行し、転倒を防ぐようにしたいものです。早めに杖の使用を考えてもよいでしょう。

❹寝ているときに大声を出す、寝言が多い、手足をバタバタ動かす、隣で寝ている人を蹴っ飛ばすなどの行動は、レム睡眠行動障害と呼ばれる状態ですが、レビー小体型認知症ではしばしばこの行動障害が認められます。認知症が疑われる患者さんでレム睡眠行動障害がみられる場合には、まずレビー小体型認知症と考えて間違いないともいわれています。アルツハイマー型認知症でレム睡眠行動障害がみられることは非常にまれです。

❺原因のはっきりしない一過性意識消失発作もしばしばみられます。今まで普通に会話をしていたのに急にうつむいて話をしなくなる、呼びかけに応じないなどの状態になるのです。はじめてこの現象を経験すると、家族はびっくりして救急車を呼んでしまうのですが、この一過性意識消失発作はなにもしなくても自然に意識が回復してくることがほとんどです。

レビー小体型認知症患者さんでは、幻視や妄想などの精神症状が活発になると、なかなか家族だけでは対応が難しいかもしれません。主治医に相談をするとよいでしょう。

レビー小体型認知症の介護のポイント

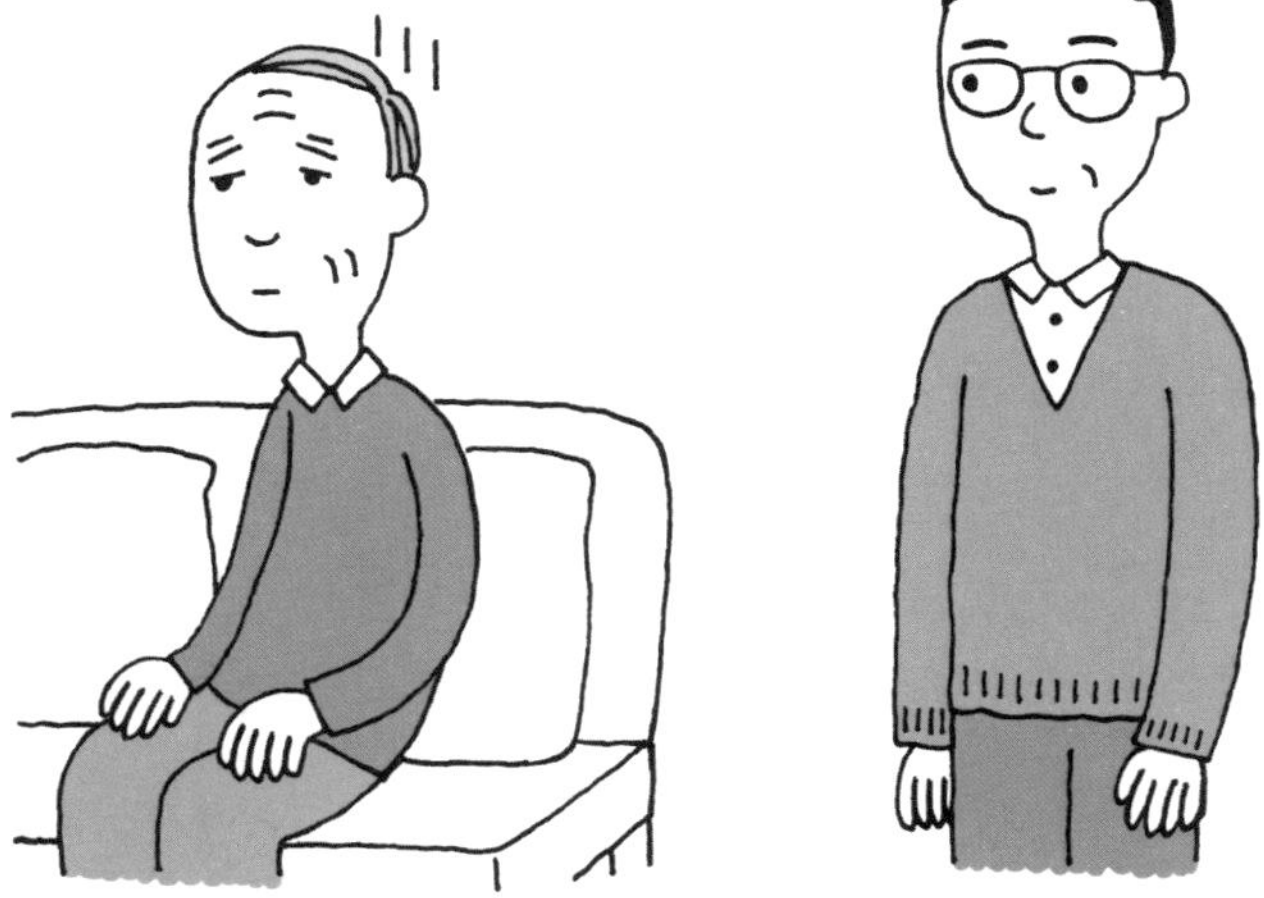
レビー小体型認知症の介護で気をつけること
調子のよいときにリハビリなどを行い、調子が悪いときは余計な介入をせずに見守る

調子のよしあしに合わせた対応も大切

レビー小体型認知症と診断された患者さんの介護について考えていきます。

❶レビー小体型認知症の特徴として症状の動揺性が目立つことが挙げられます。つまり、調子のよいときと悪いときがはっきりしているのです。

朝の起床時や、昼寝後にはとんちんかんな反応を示しますが、数時間するとしっかりしてくることがあります。介護を進める際、

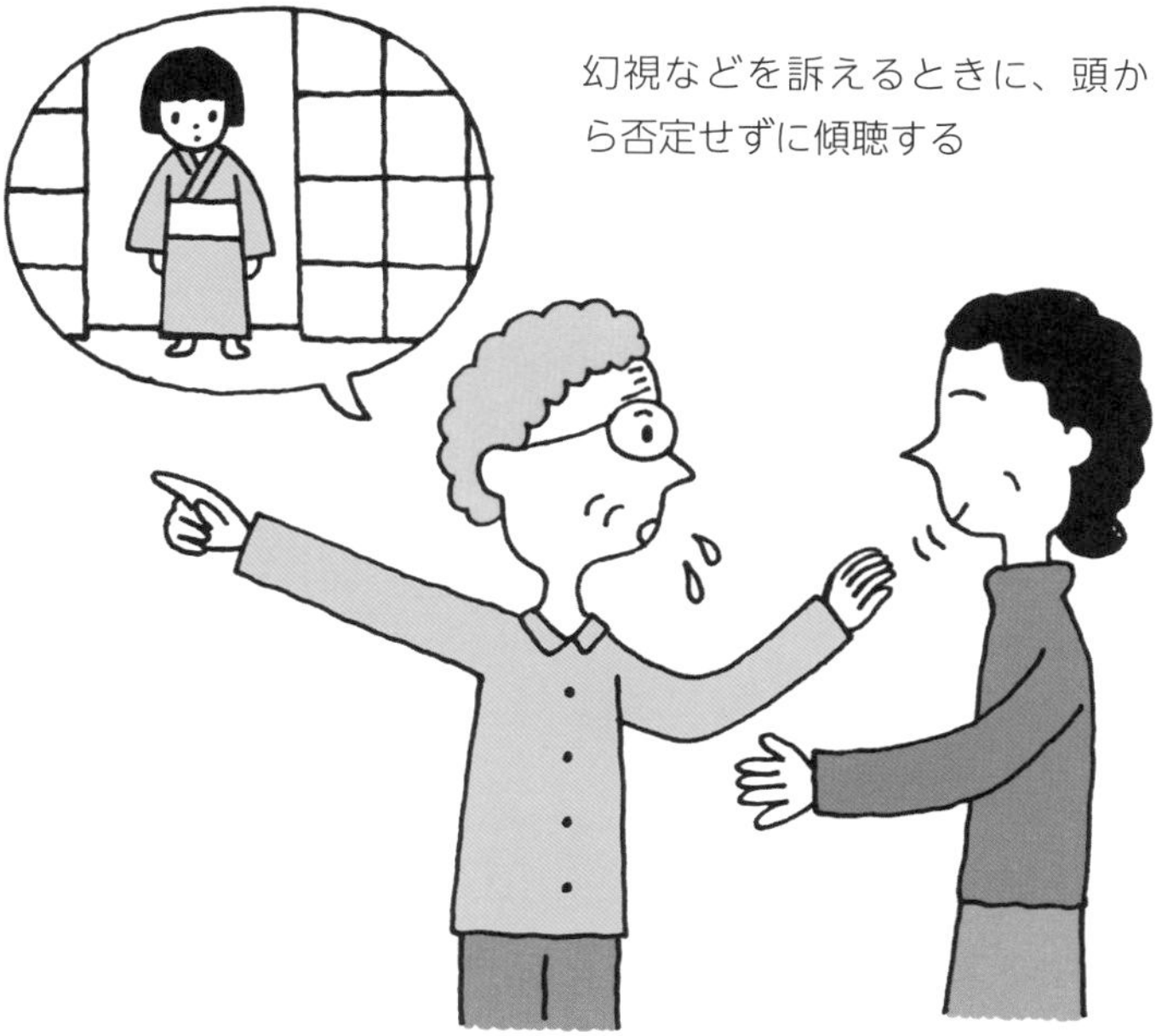

幻視などを訴えるときに、頭から否定せずに傾聴する

調子のよいときにリハビリテーションを施行する、大切な話をして理解してもらう、必要な署名をしてもらうなどの事柄を行うようにします。調子の悪いとき、つまり混乱や困惑、拒絶が目立つときには余計な介入をしないで、見守りを中心とした介護を心がけるようにします。

❷睡眠薬などのように神経や精神に作用する薬剤をむやみに服薬させない、医師にそれらを求めないように気をつけます。レビー小体型認知症は、アルツハイマー型認知症と異なって薬剤への過敏性が目立つことから、安易に神経や精神に作用する薬剤を使用しないことが重要です。作用の弱い

原因不明の一過性の意識消失がみられることがあるので、あわてずに対応する

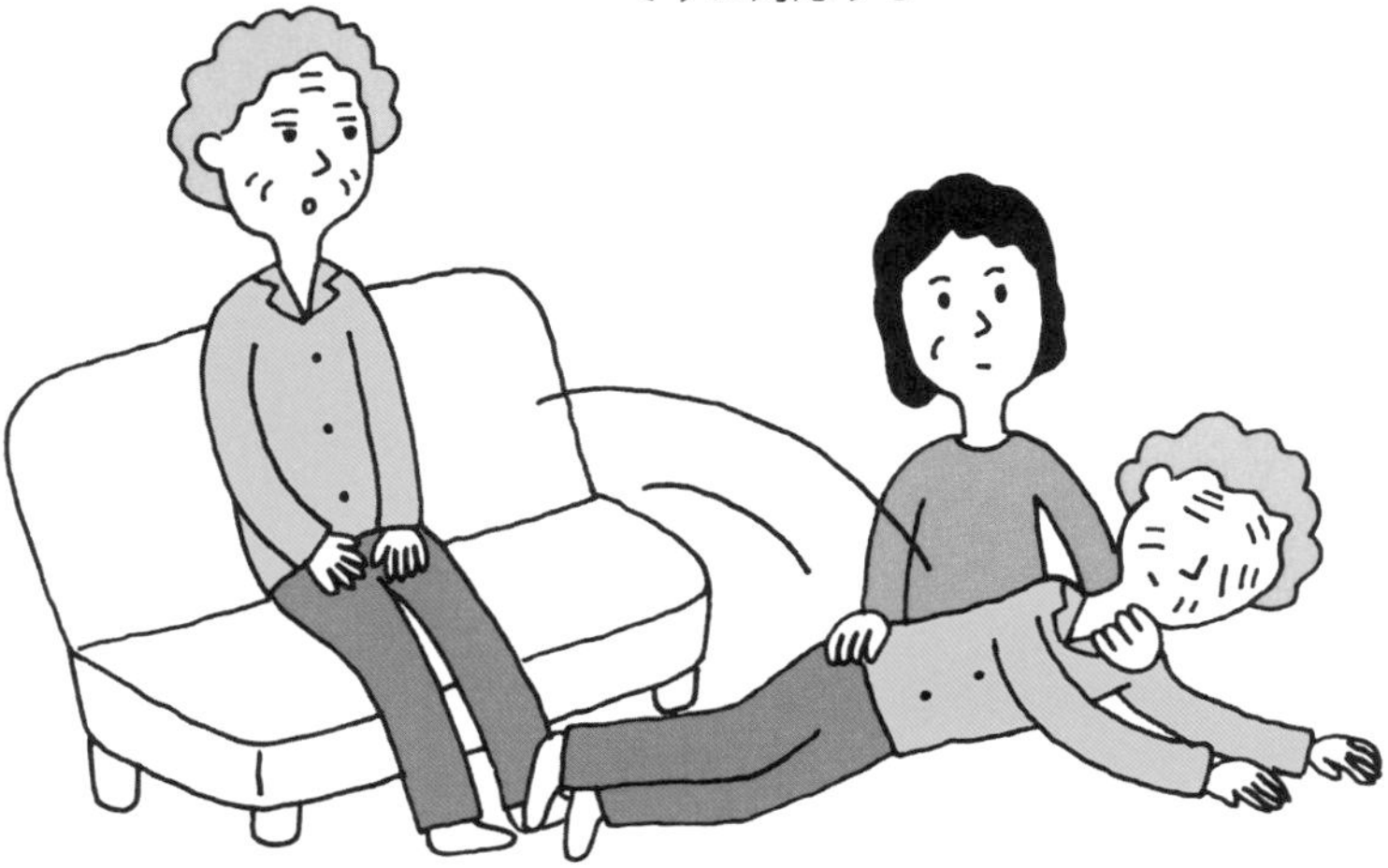

といわれる睡眠薬でも、服薬によって興奮したり動けなくなったりすることがあります。薬に頼らない介護を心がけることが大切になってきます。

❸幻視の訴えを頭から否定しないで、患者さんの訴えに対して共感をもちながら傾聴する姿勢が重要となります。患者さんの世界では、そこに見知らぬ人間や動物が見えることが事実なのです。その事実を家族や周囲の人々は受け入れながら患者さんに接することが求められます。幻視を訴える患者さんの話を真剣に聞いてあげることで患者さんには安心感が生まれ、幻視の軽減につながります。

❹転びやすいことから転倒に注意をします。骨折をしなくても転ぶことが原因となって日常生活の能力が低下をすることがあります。室内に不要なものを置かないようにするなど、段差の解消を心がけるようにしたいものです。

❺レビー小体型認知症では、原因がはっきりしない一過性の意識消失発作がときどきみられます。この発作をはじめて経験すると、家族はあわてて救急車を呼ぶことになりますが、この意識消失発作は数分、あるいは十数分でもとの状態に回復することがほとんどなのです。患者さんの顔色などを観察しながら、冷静な対応を心がけたいものです。起立性低血圧もよくみられる症状です。急に立ち上がるなどの行動は控えてもらうようにします。

❻レビー小体型認知症は睡眠覚醒《かくせい》のリズムが崩れやすいことから夜間の不眠、昼夜逆転（夜間に覚醒し日中寝てしまう）がみられやすい病気です。日中は、デイサービスなどを利用してしっかり起こしておくことが重要になります。不安症状が強く、ひとりで寝ることができない患者さんには、家族が同じ部屋でいっしょに寝てあげることが求められます。

血管性認知症の特徴を理解する

血管性認知症の特徴

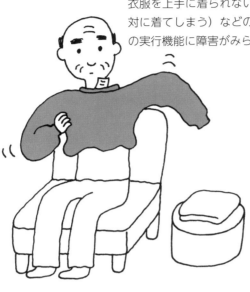

衣服を上手に着られない（前後反対に着てしまう）などの日常生活の実行機能に障害がみられる

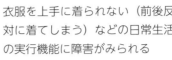

日常生活を送るための実行力が衰えてしまうのが特徴

血管性認知症は、脳梗塞《のうこうそく》や脳出血などの脳血管障害が主因となって生じる認知症の総称です。血管性認知症の特徴は以下のようになります。

❶アルツハイマー型認知症と異なって、初期の段階ではしまい忘れや、置き忘れなどのもの忘れ症状よりも、日常の生活を実行する機能に支障が目立ってくることが多いです。

時間を制約される事柄が苦手になってくる

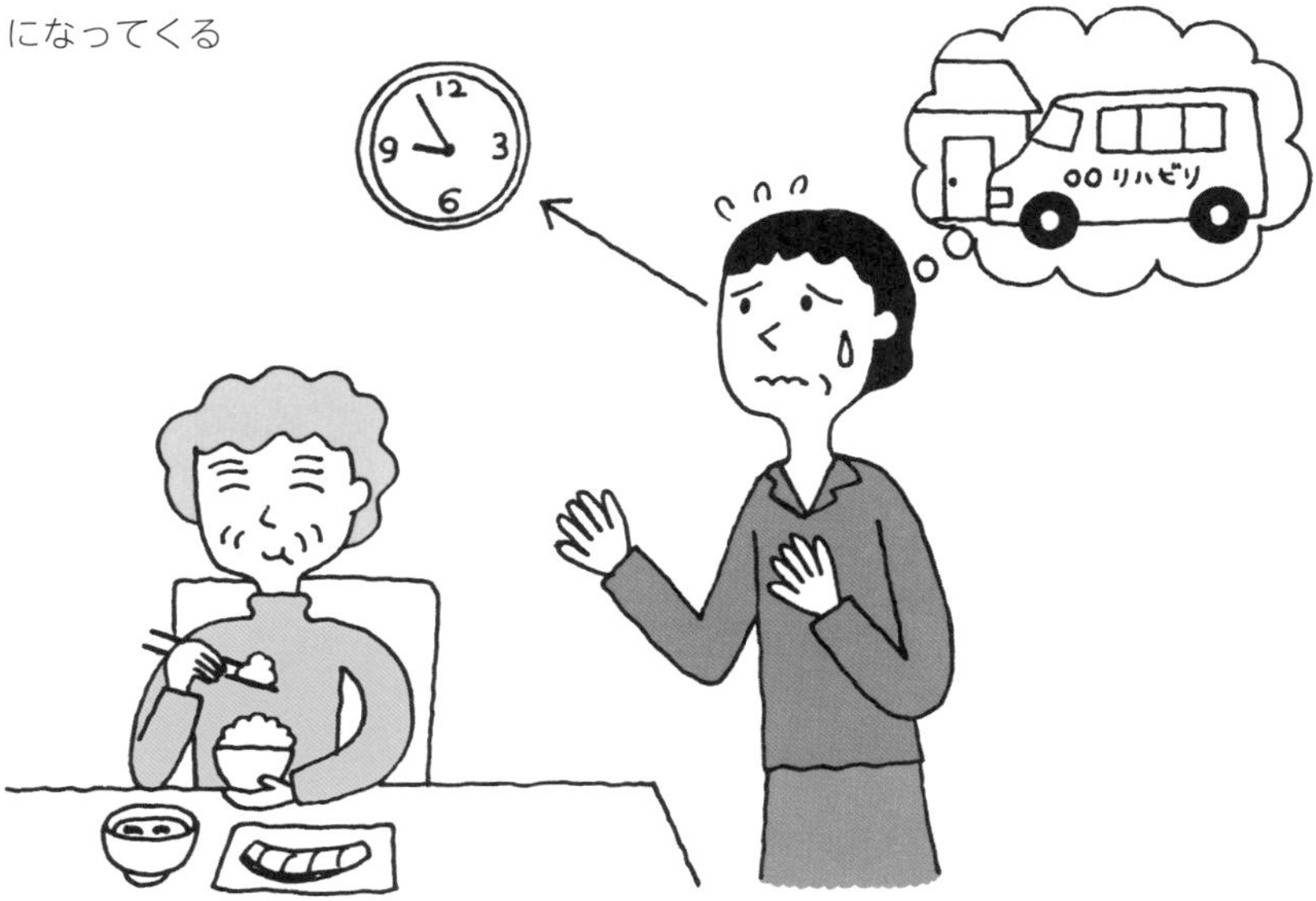

たとえば、衣服を上手に着ることができず、前後反対に着てしまう、入浴で体の洗いかたがわからないなどの状態が初期から出てきます。日常生活を遂行するための実行機能、あるいは操作機能に障害がみられることが最大の特徴といえます。

❷患者さん本人がもっている実行能力をうまく使いこなすことが苦手になってきます。実行する能力は保たれているのですが、その能力を発揮するまで少し時間がかかるのです。

また、上手にその能力を発揮することができにくくなってきます。患者さん自身がもっている、知識や技能を迅速に使いこな

自発性の低下や、意欲の減退がみられる

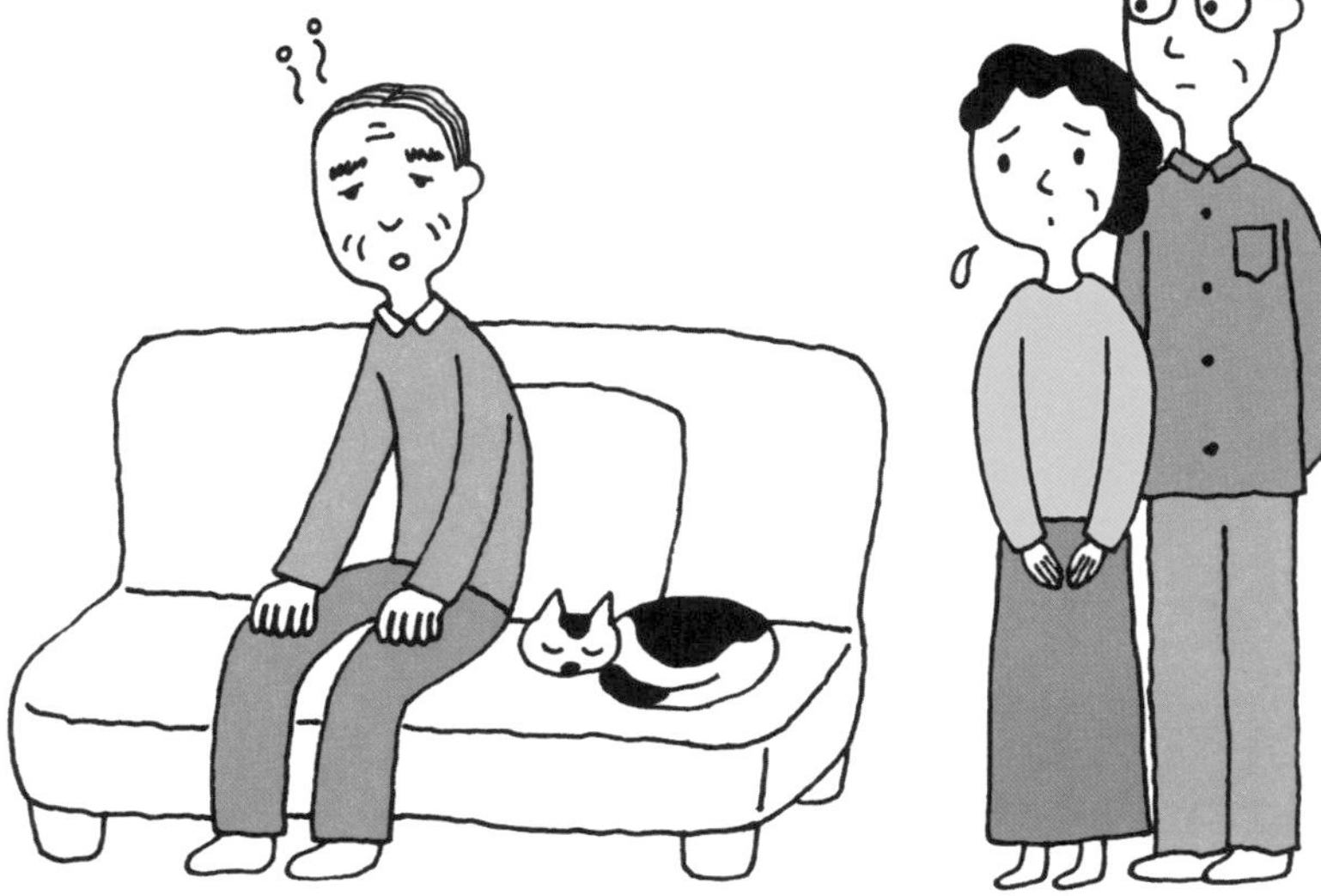

すことが苦手になってくるのが特徴です。

❸時間を制約される、あるいは時間をせかされる事柄が苦手になってきます。たとえば、「1分以内に野菜の名前を言ってください」と指定すると上手に答えることができないのですが、しばらく待ってあげると野菜の名前をたくさん答えることができるのです。

❹喜怒哀楽が目立つことも特徴のひとつです。突然大声を出して怒り出したかと思うと、その後すぐに機嫌がよくなる、「元気がなく口数が少ないなあ」と感じているとそのすぐあとで上機嫌で多弁になるなど、

感情の起伏が激しいことをしばしば経験します。原因や誘因がないのに突然怒り出したり、暴力を振るったりすることも血管性認知症の特徴のひとつです。

❺自発性の低下、意欲の減退が目立つことがアルツハイマー型認知症よりも著しいといえます。終日ボーッとしてなにもしない、今まで行っていた趣味をまったくしなくなった、外出をしたがらないなどの状態がしばしばみられます。

❻尿失禁が病初期から出現することが少なくありません。この尿失禁あるいは便失禁は、薬によって軽減を図ることが難しく、また終生継続してみられることが多いのです。尿便失禁は介護する家族を悩ませる問題のひとつになってきます。

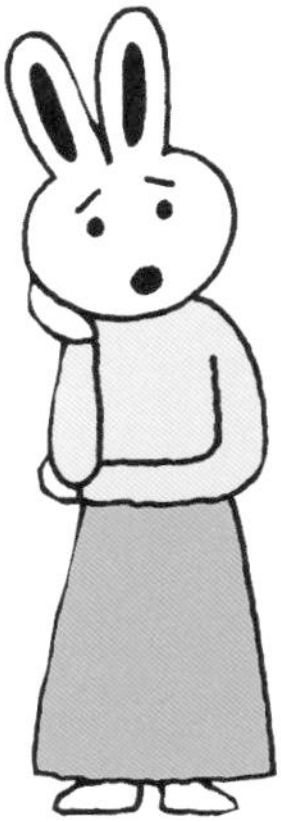

血管性認知症の介護のポイント

血管性認知症の介護で気をつけること

家族や周囲の人が、患者さんができなくなったことを手助けしながらも、ひとりでできることは可能な限り自分でやってもらうようにする

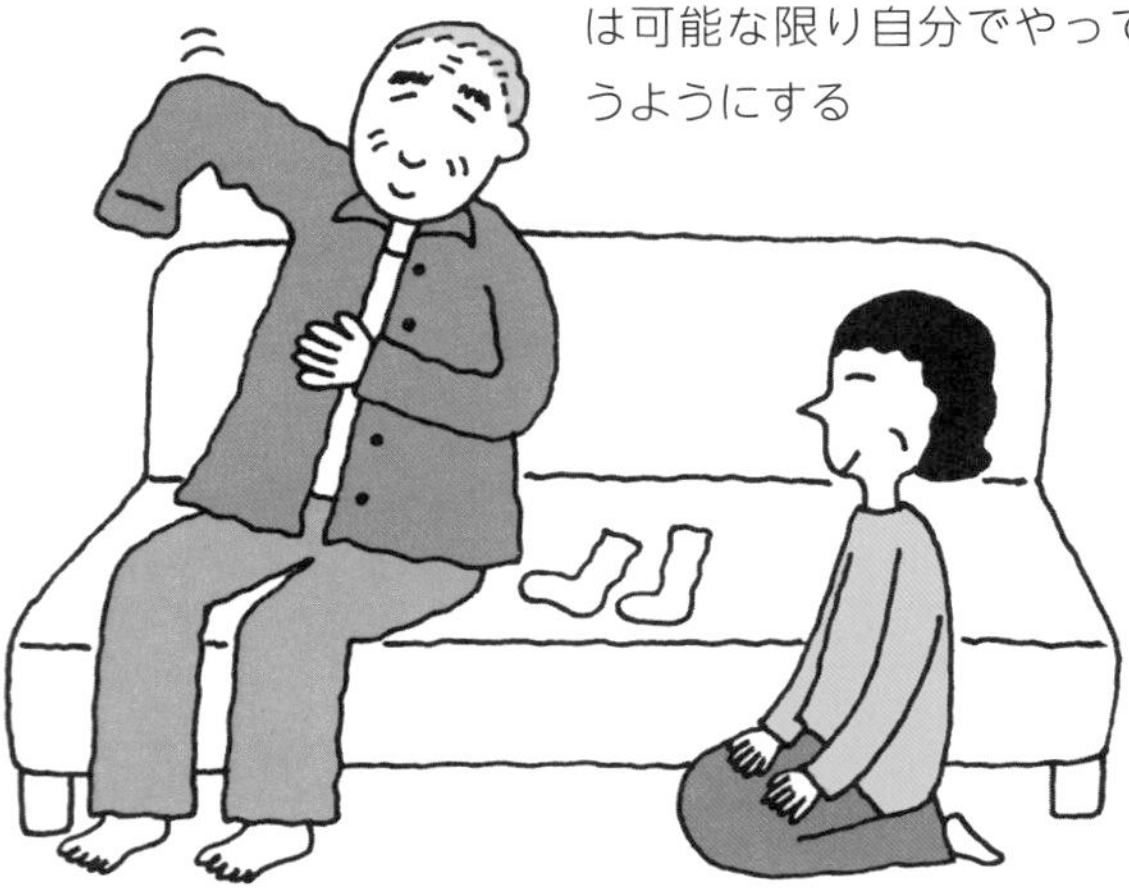

ひとりでできること、できないことを見極めて援助する

血管性認知症と診断された患者さんの介護について考えていきます。

❶血管性認知症では、日常生活を行うための能力の低下が目立つことから、患者さんができなくなったことを家族や周囲の人々が援助し手助けすることが求められます。いっぽう、患者さんひとりでまだできることは、可能な限り患者さんに行ってもらうことも大切です。できることまで周囲が手

自身のもっている機能を使い始める際に時間がかかることを理解し、患者さんの行動や会話を少し待ってあげる対応をする

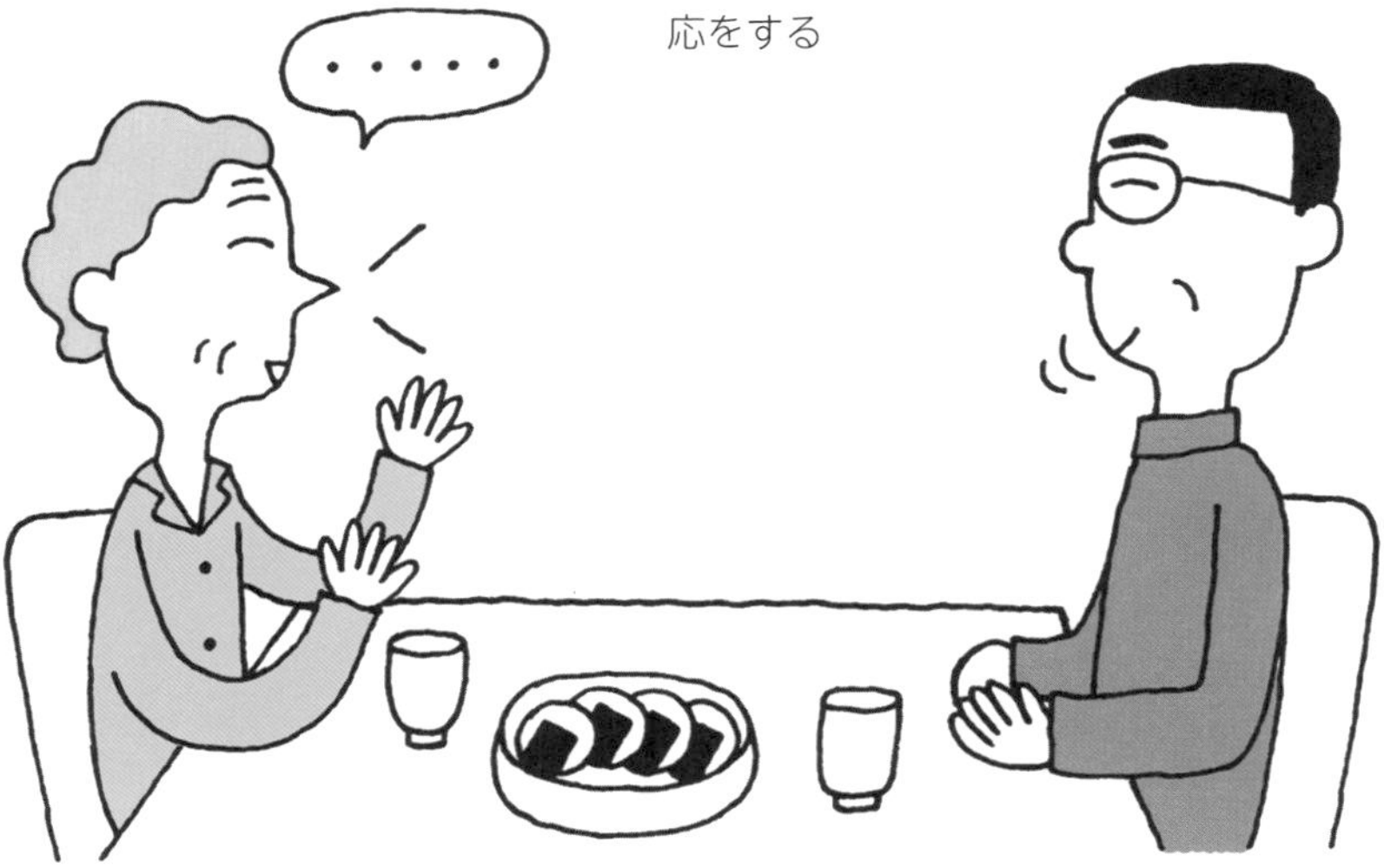

助けをしていると、そのできることもできなくなってしまうからです。家族は患者さんができることと、すでにできなくなってしまったことをきちんと見極めることが求められるのです。

❷血管性認知症では、患者さんの行動や会話が開始されるまで、少し時間をとって待ってあげる対応が重要です。「できないのかな、話したくないのかな」と感じている場合でも少し待つと、本人がしたいこと、話したいことをきちんとできることが少なくありません。性急に行動の開始や、会話を期待しないようにしたいものです。

デイサービスやリハビリなどを
利用し、自発性の低下や意欲の
減退への働きかけをする

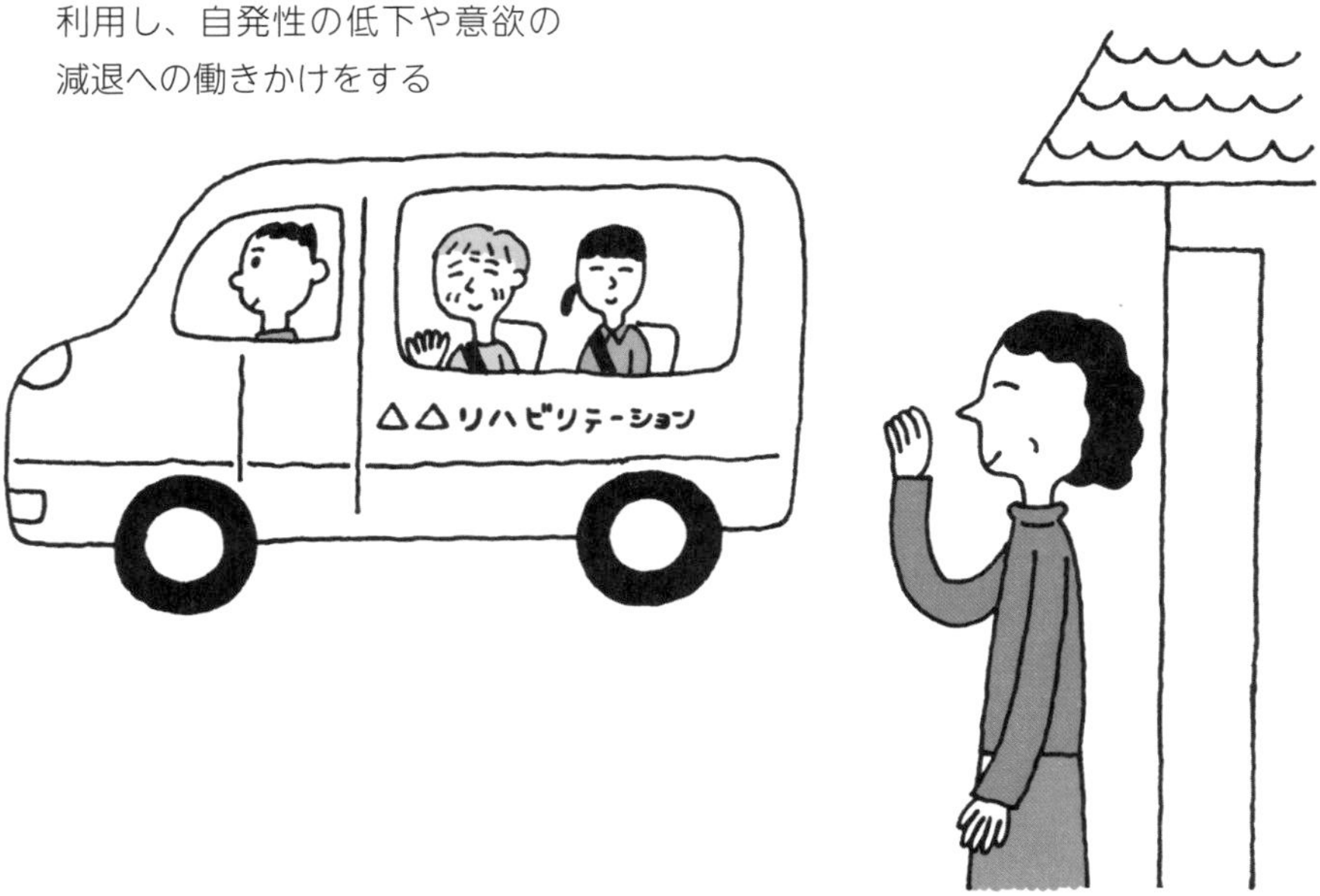

❸喜怒哀楽、感情の起伏が目立つ患者さんでは、家族や周囲の人々が患者さんの状態に振り回されない対応が必要です。患者さんが怒っているときに、家族もそれに同調して大きな声を出して注意をしたりすることは避けるべきです。家庭のなかでは介護をする家族も感情的になりやすいのですが、少し距離を置いた冷静な対応を心がけるようにしたいものです。

❹自発性の低下、意欲の減退が目立つことから、周囲からの積極的な働きかけが重要です。しかし、家族はどうしても感情的な働きかけをしてしまうことが少なくありません。デイサービスやデイケアを利用する

ことで、他人から働きかけをしてもらうことを考えていきましょう。他人と関わることで元気が出てくる患者さんも少なくありません。

❺アルツハイマー型認知症と異なって、血管性認知症では片麻痺《かたまひ》や歩行障害、嚥下障害《えんげしょうがい》などの運動障害をともなうことが少なくありません。これらに対するケアも重要です。現在の運動機能を維持するためにも、リハビリテーションの継続が大切です。訪問リハビリなどを利用することも考えていきたいものです。

❻血管性認知症では、尿失禁が初期の段階から出現してくることもあります。この尿失禁、あるいは便失禁は終生付きまとうものです。初期の尿失禁ならば、3～4時間ごとにトイレに誘導することで失禁の回数を減らすことが可能です。便失禁の場合には、いつ排便があるのかを見極めて、その時刻にトイレに誘導し排便を促すことも考えられます。ある程度進んでくると、紙パットやおむつの使用も考慮しなければならないようになります。

認知症と診断された後、家族が行うこと

家族が認知症と診断されたら

家族内で介護分担を決め、ひとりにだけ負担がかからないようにする

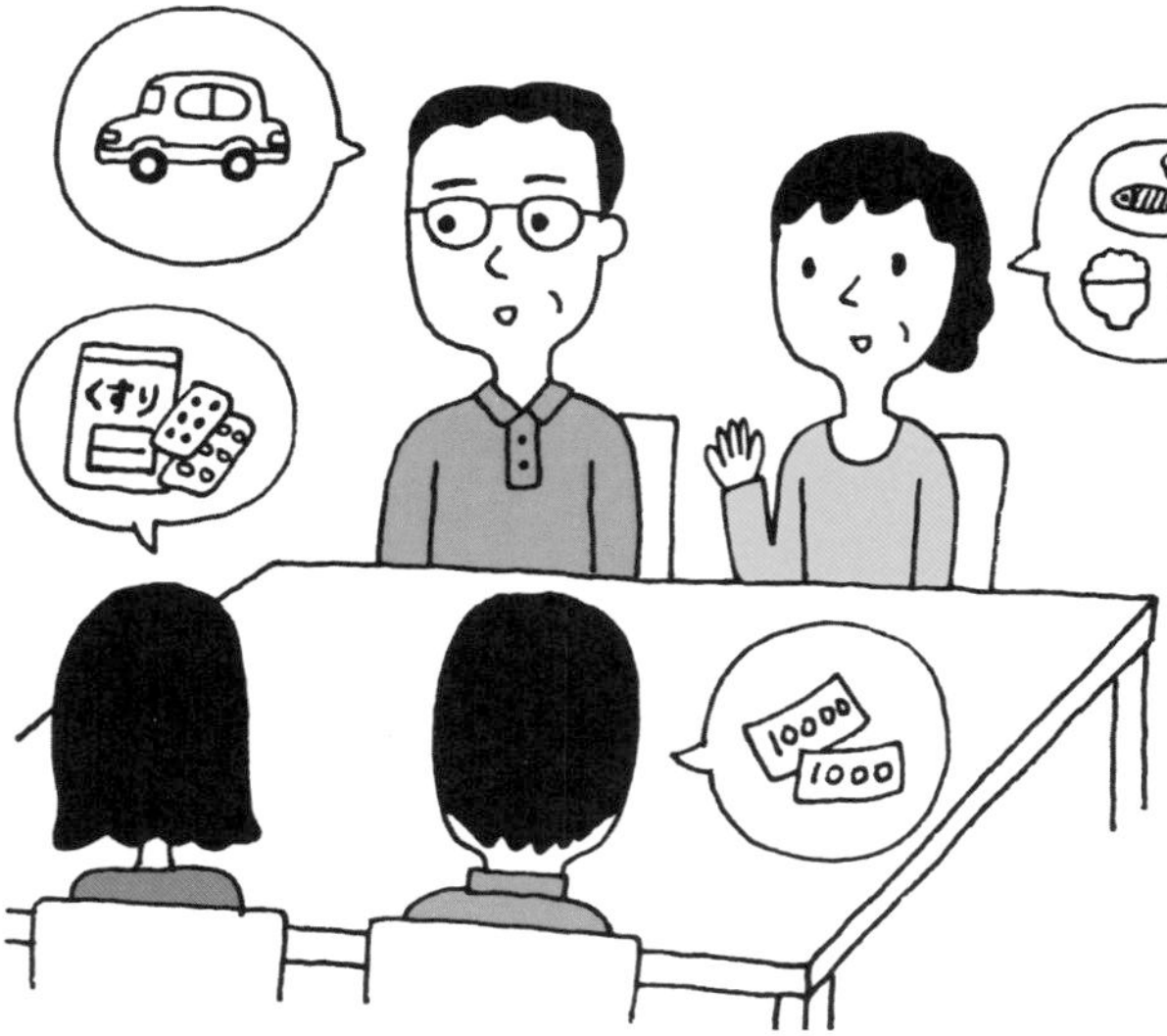

介護の体制を整えていくことが重要

家族の一員が認知症と診断されると、家族の動揺や戸惑いは大きいと思います。家族が行うべきことを考えてみましょう。

❶認知症の介護は長い期間が必要になります。ひとりの家族だけに介護を任せるとその負担が大きくなります。家族全員ができる範囲で、介護の分担をすることが重要です。男性家族は仕事があるからと言って介護に関わらないことが多いかもしれません

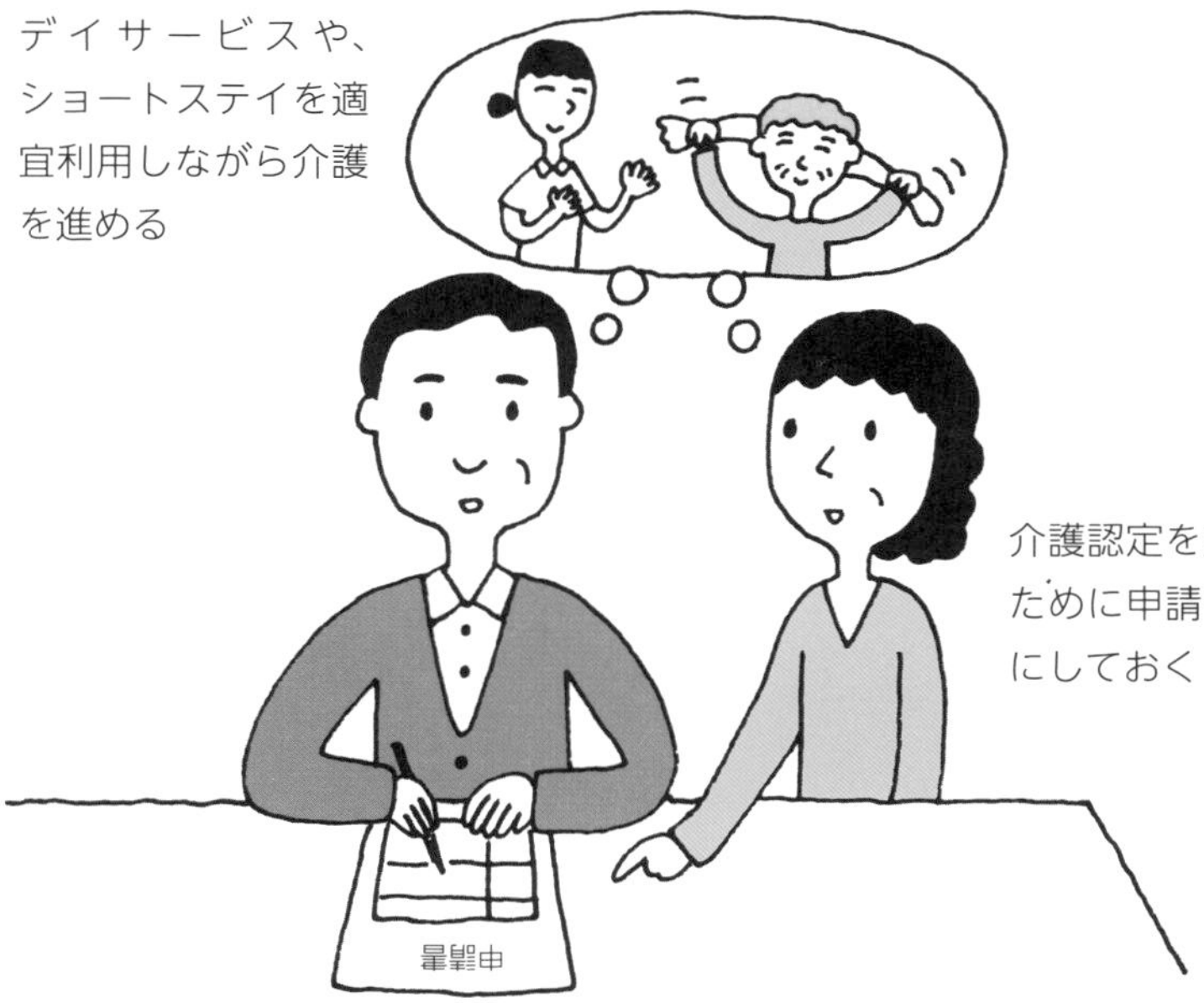
デイサービスや、
ショートステイを適
宜利用しながら介護
を進める
介護認定を受ける
ために申請を早め
にしておく
申請書

が、休日に介護に関わってもらうなどの対策を考えるようにします。

❷今すぐにデイサービスなどを利用する予定がない場合でも、早めに介護認定を受けておくことが重要です。介護認定は申請をしてから認定が下りるまで1～2カ月かかります。デイサービスなどを利用したいと思っても、介護認定をされていないと利用することができないので、いざという場合に備えて、認知症との診断を受けたらすぐに介護認定を申請しておきます。

❸認知症は、生活のなかでなにもしない、なにもできなくなることが多いのです。で

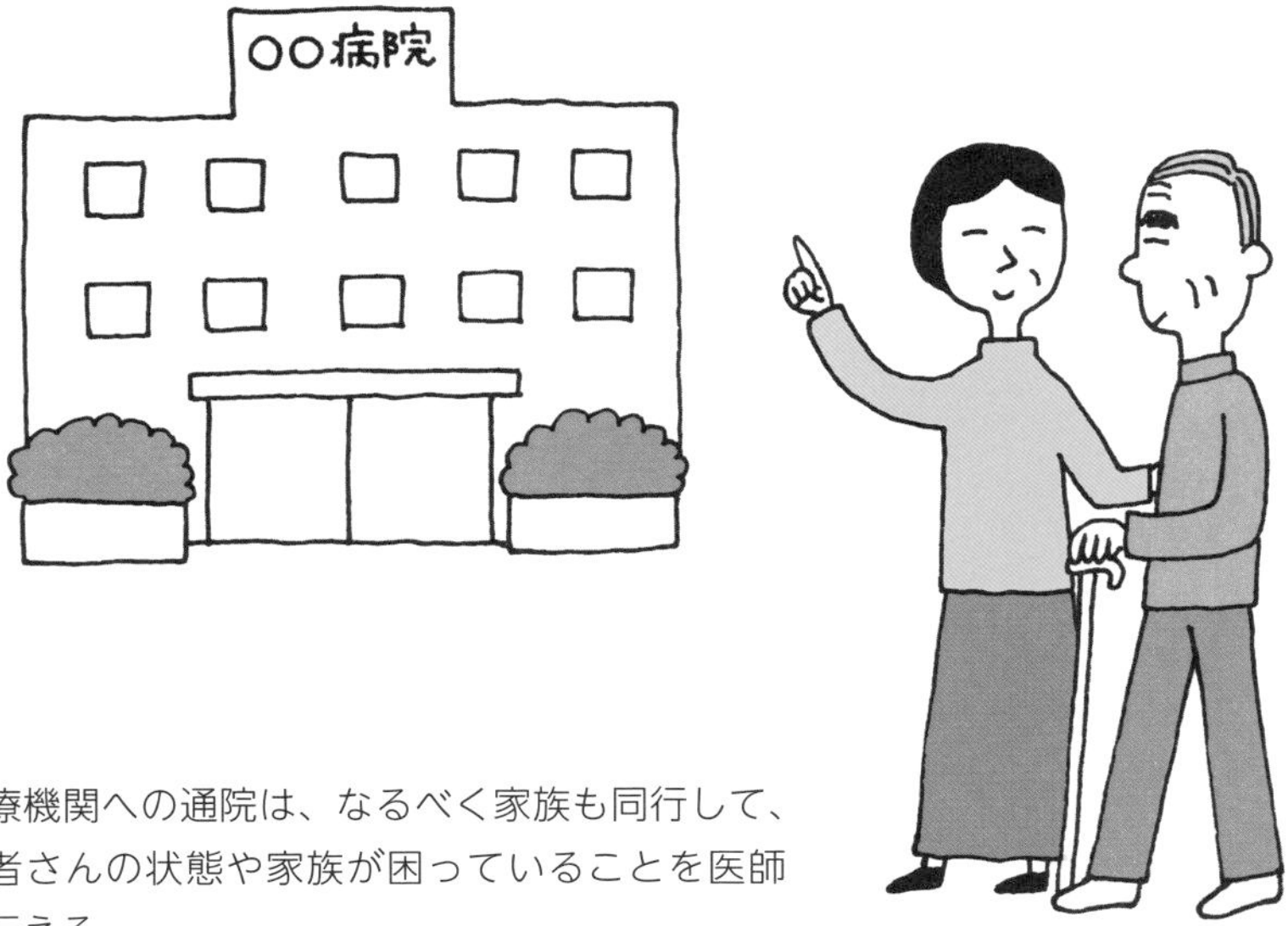

医療機関への通院は、なるべく家族も同行して、患者さんの状態や家族が困っていることを医師に伝える

すから、デイサービスなどを積極的に利用して他動的な働きかけをしてもらうことが大切です。家族が「体を動かしなさい」と言っても患者さんはなかなかそのようにしてくれません。逆に怒りだしてしまうかもしれません。認知症の患者さんは外面がよいことが多いので、デイサービス施設などで機嫌よく生活をしてくれることをしばしば経験します。また、デイサービスの利用によって生活のリズムをつくることも期待されます。

❹認知症が軽い段階から、家族や周囲の人々が薬の管理に関わるようにします。まだ認知症が軽いからといって油断していると、

飲み忘れや過剰服薬といった不都合な状態を起こしてしまう可能性があるからです。

❺有能なケアマネジャーを見つけたいものです。患者さんの状態や、家族の希望に沿って迅速に動いてくれるのがよいケアマネジャーです。いっぽう、口先ばかりで対策を講じない、迅速に動かない、困っていることを先送りするケアマネジャーもいます。しかし、ケアマネジャーは、患者さんや家族の希望によって変更することができます。家族が言い出しにくいときには主治医に相談し、医師からケアマネジャーに注意をしてもらう手もあります。

❻認知症患者さんの自動車の運転は、法律で禁止されています。認知症と診断を受けたときには、患者さんに運転をさせてはいけません。

❼医療機関を受診する際には、必ず家族が同行することが求められます。患者さんひとりで通院すると、診察をする医師が大変困ります。なぜならば、患者さんは自分が病気だと思っておらず、患者さんの本当の状態を把握することができないからです。家族が同伴して、患者さんの今の状態や家族が困っていることを医師に伝えることが重要になります。

独居の患者さんが認知症と診断されたら

選択肢は以下の3つ。
独居生活を継続、離れて暮らす家族と同居、適切な介護施設に入所

認知症の介護で困ることとは、独居の方が認知症と診断された場合です。ただ独居といっても本当にまったく身寄りがいないのか、近隣あるいは遠方に同居していない家族がいるのかによって、その後の対応が異なります。

以下に独居で認知症と診断された場合の、その後の方針を考えていきます。

❶まず考えるべきことは、患者さんの生活の場をどこにするかです。考えられる選択肢は、独居生活を今後も継続する、あるいは離れて暮らしている家族と同居する、適切な介護施設に入所するの3つです。ほかの選択肢はありません。患者さんと家族が十分話し合って、今後の生活の場を決めていきます。

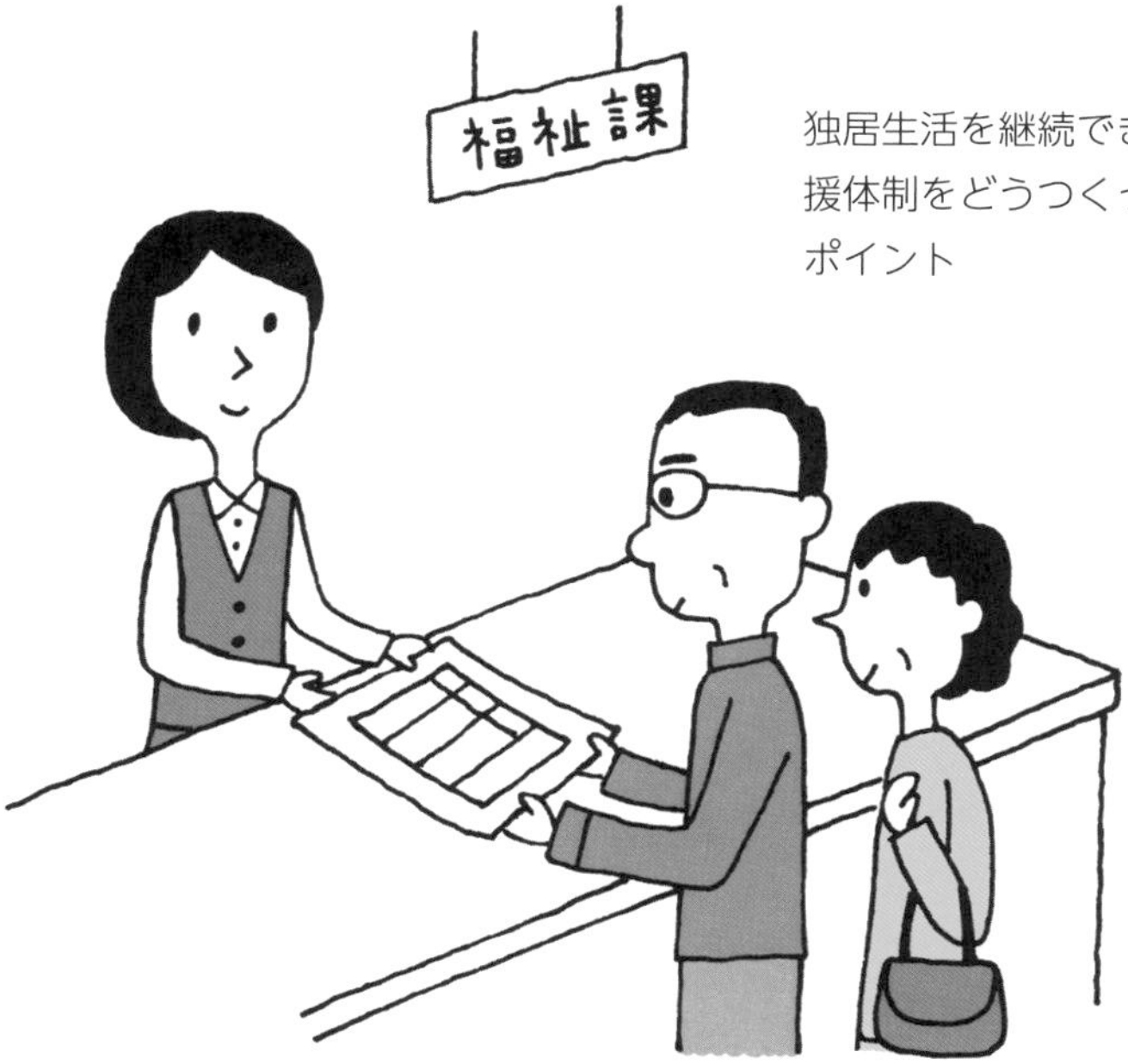

独居生活を継続できるための支援体制をどうつくっていくかがポイント

❷家族との同居、あるいは介護施設への入所を選択するならば、その後の介護はそれほど難しくありませんが、問題は患者さんの希望などで現在の独居生活を継続する場合です。この場合に大切なことは、独居生活を継続できるための支援体制をどうつくっていくかです。まず行うべきことは、介護認定の申請をすることです。介護認定で介護度がどう出るかによって、利用できる公的サービスは異なります。デイサービスや訪問ヘルパー、訪問看護などを利用しつつ、生活の支援を継続していくようにします。

❸薬の管理も重要です。患者さんひとりで

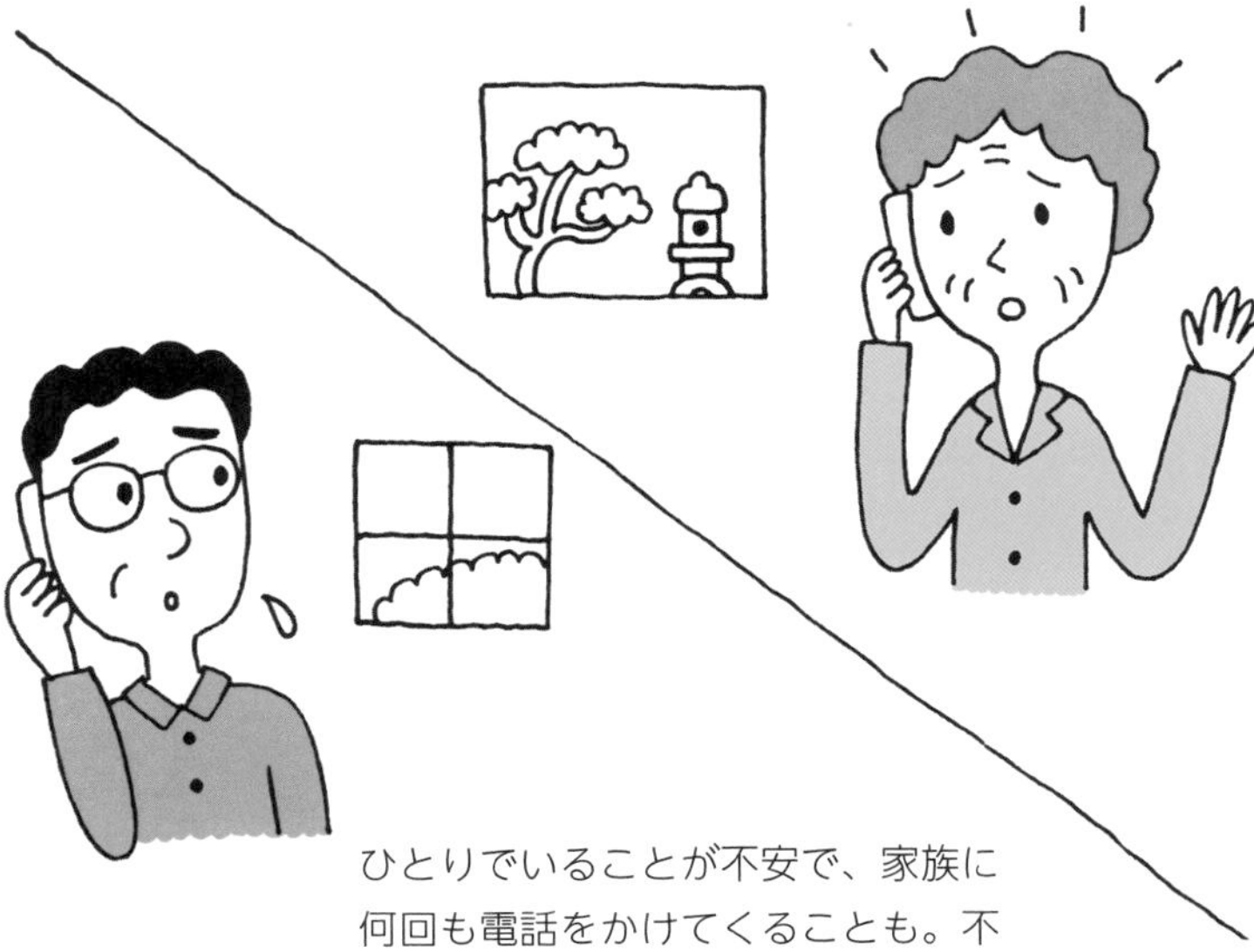

ひとりでいることが不安で、家族に何回も電話をかけてくることも。不安を和らげる環境づくりも大切

服薬管理ができない場合には、デイサービス利用施設や、訪問看護などで確実に服薬ができるよう工夫を行います。1日3回の服薬支援を行うことは困難ですので、主治医に相談して1日1回の服薬ですむ薬に変更してもらいます。

調剤薬局が定期的に患者さん宅を訪問し、薬の設置や服薬のための工夫などを行ってくれる訪問服薬指導、あるいは居宅療養指導などの制度があるので、これを利用する選択肢もあります。

❹独居生活の継続は不安が付きまとうことが少なくありません。不安や恐怖感から、「泥棒に入られた」「お金を盗まれた」など

と訴えるもの盗られ妄想に発展する患者さんがしばしばみられます。また、深夜に不安でしかたなく、離れた家族に何回も、あるいは何十回も電話をかける患者さんもみられます。ひとりでいることが不安でしかたがないのです。どれだけ安心感をもてるようにできるかが、独居生活を継続できるかのカギになってきます。

❺訪問販売や悪徳商法にだまされない対策も必要になってきます。同居していない家族が定期的に患者さん宅を訪問して、おかしな契約書がないか、不要な家具や商品がたまっていないかなどの確認を行うようにします。大金を患者さんにもたせないように心がけます。身寄りがまったくいない独居患者さんの場合には対策を講じることが困難になります。

❻独居生活をいつまで継続できるのか、あるいはいつ適切な介護施設に入所したらよいのかについて見極めをすることも重要です。その時期を逸すると、火の不始末から失火、自宅全焼や外出から行方不明などの不幸な事態が発生するかもしれません。

施設入所を考えねばならない状態とは

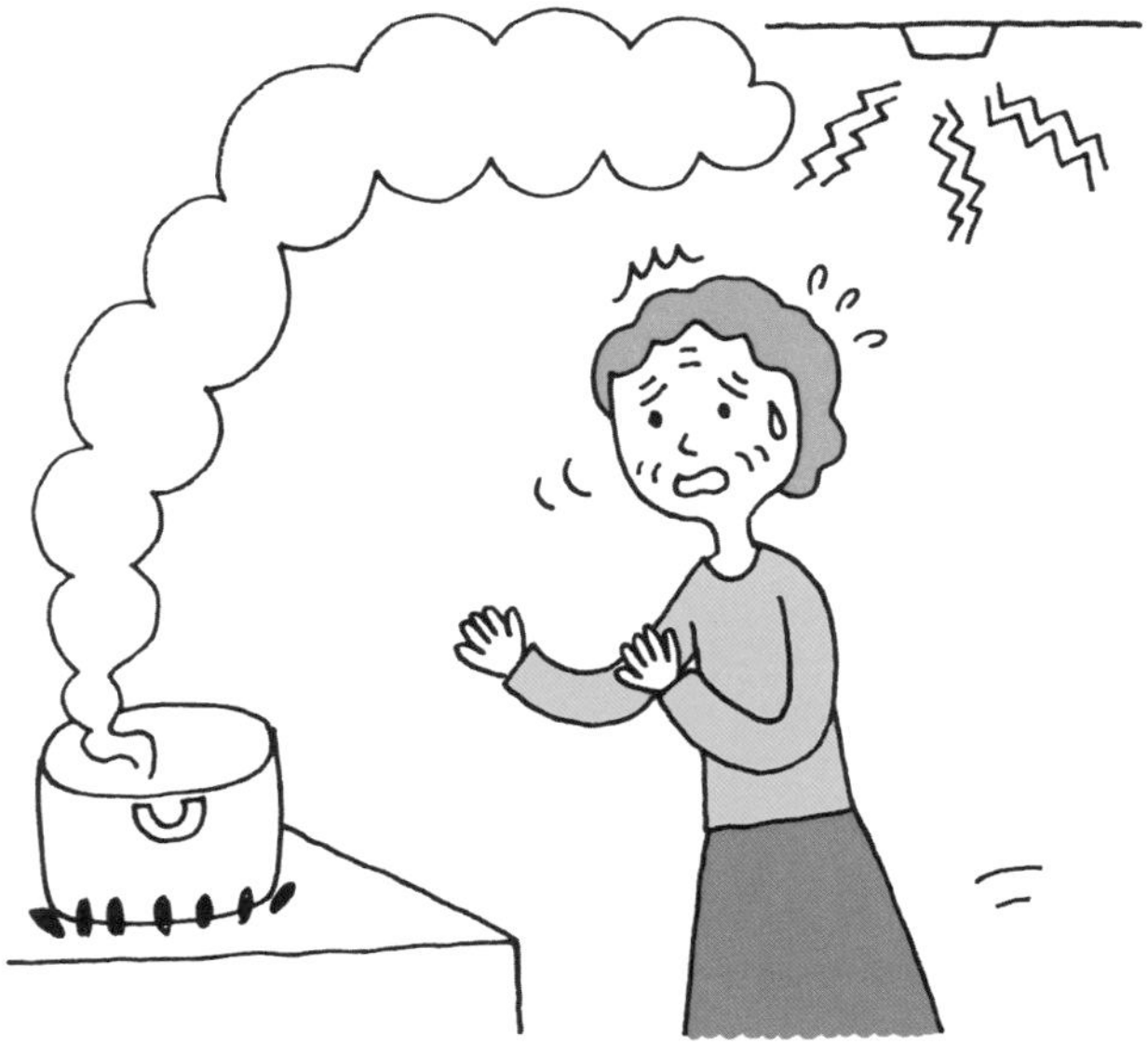

火の不始末を起こしたり、家事全般に支障が出てきたときが
施設への入所を考えるひとつのタイミング

自宅での介護に限界を感じたときは

認知症患者さんでも、家族といっしょに終生住み慣れた自宅で生活が継続できることが理想なのですが、必ずしもそのようにならないことも多いのです。

自宅での介護に限界を生じて、どうしても介護施設に入所しなければならない事態もあり得るのです。

では、施設に入所してもらう状態とはいかなる場合でしょうか。

その目安は患者さんごとで異なります。患

者さんが示す行動・心理症状の状態や生活障害の程度と、介護する家族の事情を天秤にかけて判断をすることになるかと思います。

たとえば、徘徊《はいかい》や暴力行為などのように家族が困る行動・心理症状がなくても家族に介護をする余裕がなければ、施設入所も選択肢のひとつになります。

いっぽう、認知症が高度に進展していても、介護する家族がたくさんいて、介護に十分な余力があるときには自宅での生活を継続できるかもしれません。施設入所を判断する際には、金銭的な問題も考えなければなりません。月に十数万円から、さらに高額の入所費などが必要になってきます。

特別養護老人ホームが経費的には最も安い場合が多いのですが、要介護3以上の介護認定がないと申し込みをすることができません。入所期間が10年を超えることも少なくありませんので、金銭的な要件を考えて入所を考慮したいものです。

独居の患者さんの場合には、火の不始末が頻繁《ひんぱん》になってきた、自宅での家事全般に著しい支障が出てきた、外出すると迷子になることが多い、不安症状が増悪してきた、訪問販売にだまされることがある、などの状態が目に見えて増えてきたときには、施設への入所を考えるべき時期になったといえるでしょう。

アルツハイマー型認知症の治療薬

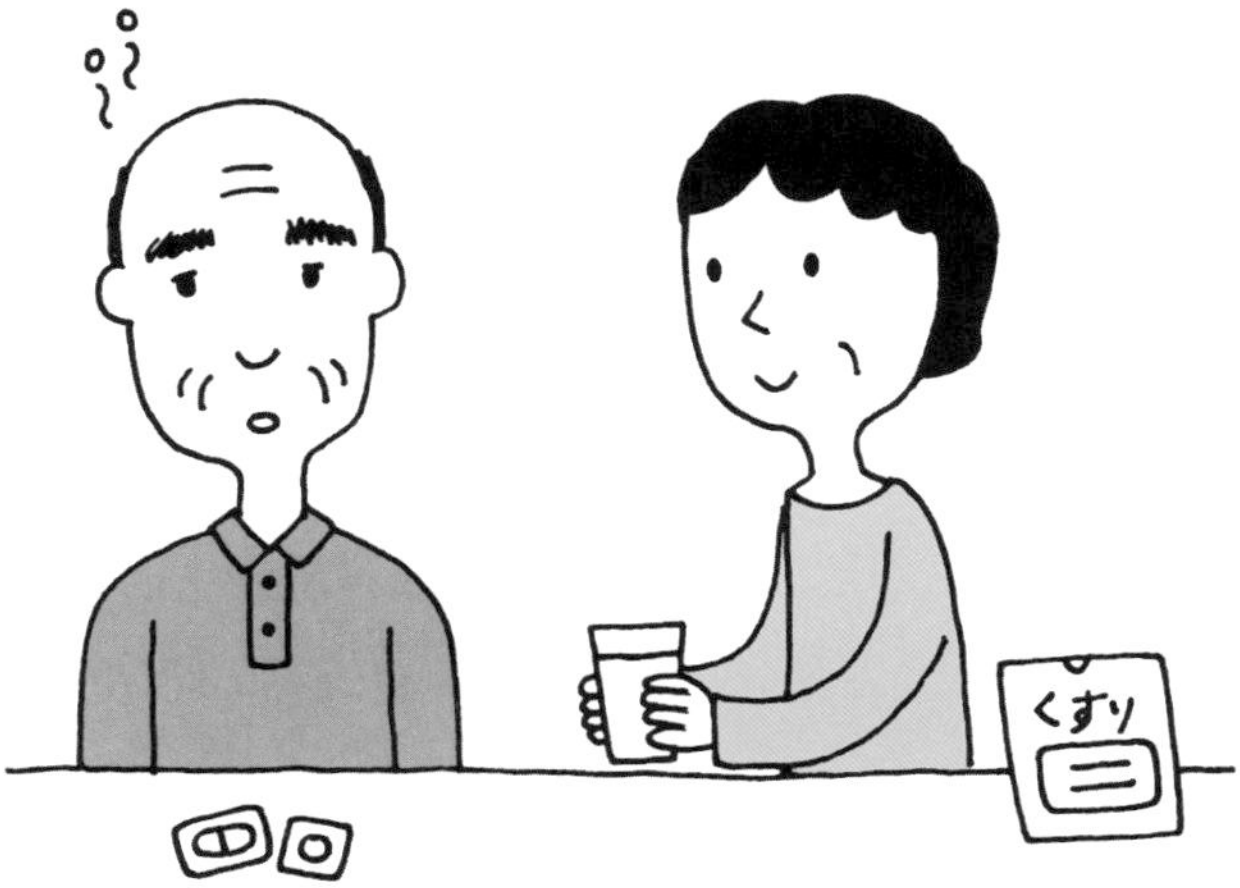

認知症の症状が進行するのを抑えるのが、治療薬の役目

アルツハイマー型認知症の治療薬はまだ存在しない

アルツハイマー型認知症を根本的に治す薬剤はまだ存在していません。

現在、使用されている抗認知症薬は、患者さんの示す認知症症状の進行を抑制する働きをもつ薬剤にすぎません。

この薬を飲んだからといって認知症が治るわけではないのです。2年後に家族の顔がわからなくなる状態を、3年後、4年後に延ばすことが期待できるといった薬剤なのです。

ですから、現在の抗認知症薬に過大な期待

【表3】抗認知症薬4剤の特徴と注意点

薬剤名	服薬方法	特徴・注意点
ドネペジル（商品名：アリセプト）	経口薬　1日1回 いつ服用してもよい	錠剤以外に口腔内崩壊錠や細粒、ゼリー製剤などがある たまに怒りっぽくなることがある
ガランタミン（商品名：レミニール）	経口薬　1日2回 朝夕の服薬	2回の服薬はやや負担になる 消化器系副作用（吐き気、嘔吐、腹痛など）が出現することがある
リバスチグミン（商品名：イクセロンパッチ、リバスタッチパッチ）	1日1回の貼り薬 背中、前胸部、肩から上腕に貼る	最大の問題点は皮膚症状（かゆみや紅斑《こうはん》が出現することがある）
メマンチン（商品名：メマリー）	経口薬　1日1回 行動や感情の安定化を維持できる	めまいと傾眠が出ることがある 夕食後、あるいは寝る前の服薬が望ましい

をすることはあまり望ましくありません。薬の服薬継続とともに上手な介護、適切な対応を、介護する家族が心がけることが大切になってきます。

4つの抗認知症治療薬の特徴と注意点

上の表3に4つの抗認知症薬の特徴と注意点を挙げています。

ドネペジルとガランタミン、リバスチグミンは同じ働きをする薬剤であり、脳内のアセチルコリンを増やすことで認知症の症状進行を遅らせるものです。

この3剤は、コリンエステラーゼ阻害薬《そがいやく》と呼ばれています。効果に関しても3剤間で大

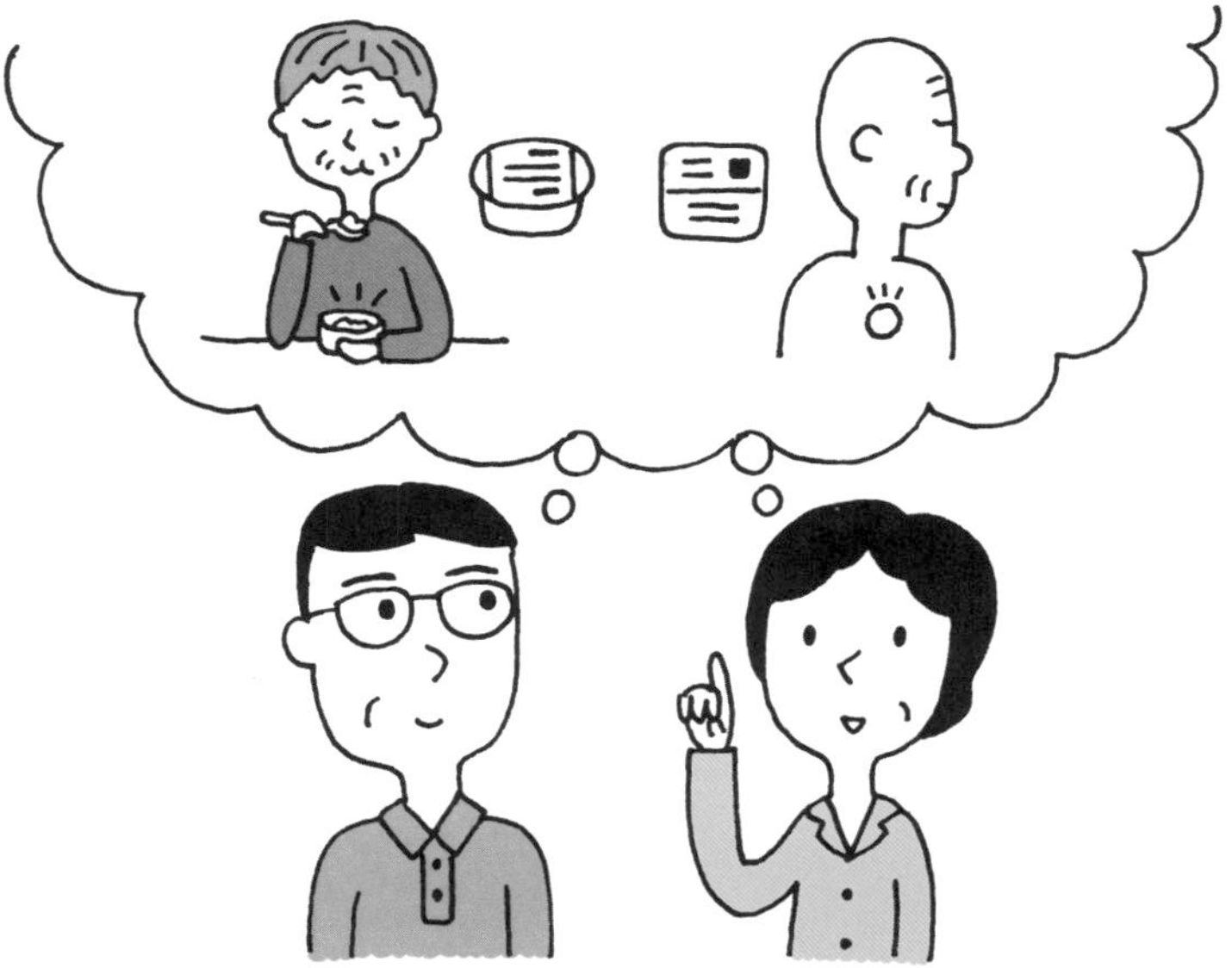

患者さんの状態や、介護する家族の事情で薬剤を選択しましょう

きな違いがないことから、患者さんの状態や介護する家族の事情で薬剤を選択すればよいかと思います。

たとえば、すでにたくさんの経口薬を飲んでいる患者さんでは、貼り薬のリバスチグミンを選択します。飲み込みの悪い患者さんにはドネペジルのゼリー製剤が適しています。

抗認知症治療薬のおもな副作用

コリンエステラーゼ阻害薬3剤に共通する副作用としては、吐き気や嘔吐、腹痛、食欲低下、下痢などの消化器系症状がみられることがあります。

リバスチグミンは、貼り薬なので消化器系

副作用は少ないのですが、かゆみや紅斑《こうはん》などの皮膚症状が出現することがあります。

コリンエステラーゼ阻害薬《そがいやく》は、感情を活発にさせる働きがあることから患者さんによっては怒りっぽくなる（易怒性《いどせい》）ことがあります。その際には服薬している用量を減らすことで易怒性の軽減を図れることが多いのです。3剤で効果に大きな違いはありません。

メマンチンは、脳神経細胞を保護するなどの働きをもつ薬剤であり、怒りっぽい、暴言や暴力行為が目立つ患者さんに飲んでもらうと行動や感情、言動の安定化を期待できます。メマンチンは全体的に穏やかになる薬と理解しておくとよいでしょう。おもな副作用は、ふらつきと傾眠です。ですからメマンチンは夕食後あるいは就寝前の服薬がよいと思います。

コリンエステラーゼ阻害薬は、ひとりの患者さんに1剤しか使用することができませんが、メマンチンは、単独での使用か、あるいはコリンエステラーゼ阻害薬のどれかと併用をすることが可能です。

たとえば、コリンエステラーゼ阻害薬を服薬しているアルツハイマー型認知症の患者さんが経過にともなって怒りっぽくなってきたときに、メマンチンを追加し、服薬することで怒りっぽい状態の軽減を期待できます。

レビー小体型認知症の治療薬

薬物治療の対象となる症状は4つ

レビー小体型認知症の症状のなかで薬物療法の対象となるのは、認知機能障害、ならびに患者さんが示す行動・心理症状（BPSD）、レム睡眠行動障害、パーキンソン症状の4つです。医師は、レビー小体型認知症患者さんに薬を処方する際、このなかでどの症状を優先的に治療したらよいかを考えたうえで薬を選択しています（↓図9）。

❶認知機能障害（認知症症状）の進行抑制を目的とする薬剤としては、ドネペジル（商品名＝アリセプト）だけがわが国で保険適応を取得しています。

ですから、レビー小体型認知症と診断した患者さんには、まずドネペジルを処方するのが原則となっています。ドネペジルについては次項でくわしく解説をしています。

海外ではリバスチグミン（商品名＝イクセロンパッチ、リバスタッチパッチ）が推奨されて

【図9】レビー小体型認知症に対する薬物療法　＊（　）内は商品名

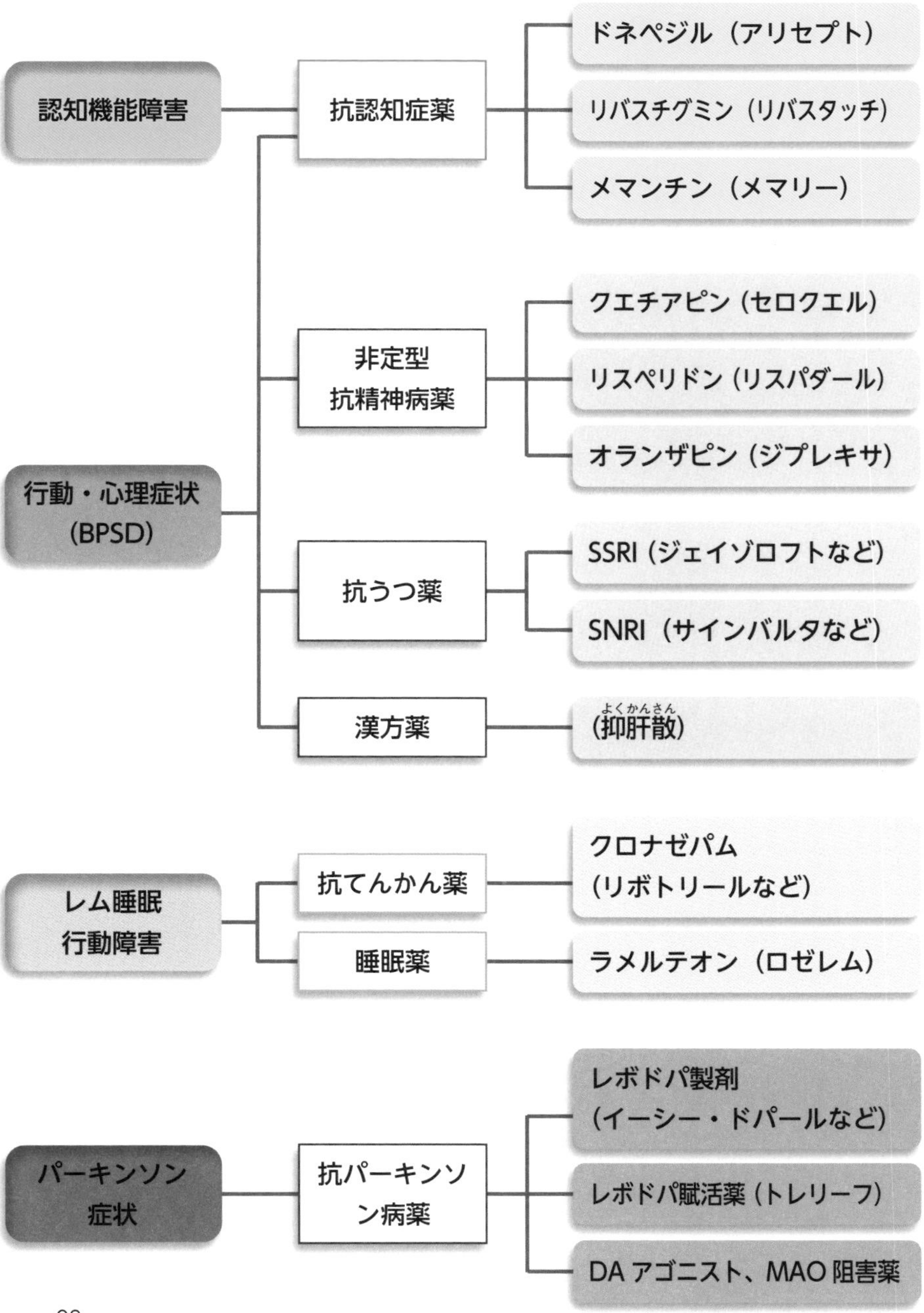
認知機能障害
抗認知症薬
ドネペジル（アリセプト）
リバスチグミン（リバスタッチ）
メマンチン（メマリー）
行動・心理症状
(BPSD)
非定型
抗精神病薬
クエチアピン（セロクエル）
リスペリドン（リスパダール）
オランザピン（ジプレキサ）
抗うつ薬
SSRI（ジェイゾロフトなど）
SNRI（サインバルタなど）
漢方薬
（抑肝散《よくかんさん》）
レム睡眠
行動障害
抗てんかん薬
クロナゼパム
（リボトリールなど）
睡眠薬
ラメルテオン（ロゼレム）
パーキンソン
症状
抗パーキンソ
ン病薬
レボドパ製剤
（イーシー・ドパールなど）
レボドパ賦活薬（トレリーフ）
DA アゴニスト、MAO 阻害薬

いますが、わが国では保険適応を取得していません。

❷行動・心理症状（ＢＰＳＤ）には、主として向精神薬（抗精神病薬ならびに抗うつ薬、抗てんかん薬、睡眠薬）を使用するのですが、抑肝散《よくかんさん》などの漢方薬を選択する場合もあります。レビー小体型認知症の幻視は、前述のドネペジルを服薬するとしばしば消えてしまうことを経験しています。

レビー小体型認知症患者さんは、向精神薬、とくに抗精神病薬に対して過敏性（不都合な状態が急激に生じます）を示すことが少なくありません。抗精神病薬のなかでクエチアピン（商品名＝セロクエル）はそのような過敏性の出現が少ないことから、レビー小体型認知症でみられる幻覚や妄想に対して第一選択薬となっています。怒りっぽい（易怒性《いどせい》）、興奮している、落ち着かないといった患者さんには、漢方薬に感情の安定化を期待できる場合があります。

❸レム睡眠行動障害に対しては、抗てんかん薬のクロナゼパム（商品名＝ランドセン、リボトリール）の少量を服薬することで、症状の劇的な改善を期待できます。患者さんは、「怖い夢、ケンカをしている夢をまったくみなくなった」「熟睡できるようになった」と述べ、

家族は「寝ているときのおかしな行動がなくなった」「寝言を言わなくなった」「静かに寝られるようになった」などと述べます。

❹パーキンソン症状に対してはいくつかの種類の薬剤（抗パーキンソン病薬）があるのですが、レビー小体型認知症でみられるパーキンソン症状にはレボドパ製剤と呼ばれる薬（商品名＝イーシー・ドパール、メネシットなど）をまず優先して使用することになっています。抗パーキンソン病薬のなかには、レビー小体型認知症の幻視や妄想を悪化させてしまう薬剤もあるので、パーキンソン症状の治療には脳神経内科を専門とする医師に診てもらうのがよいと思います。

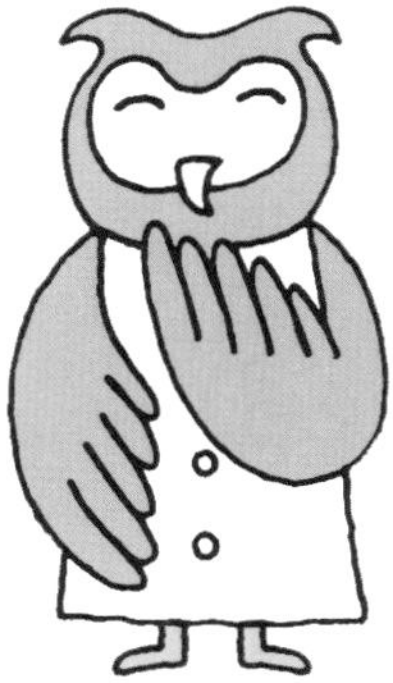

血管性認知症の治療薬

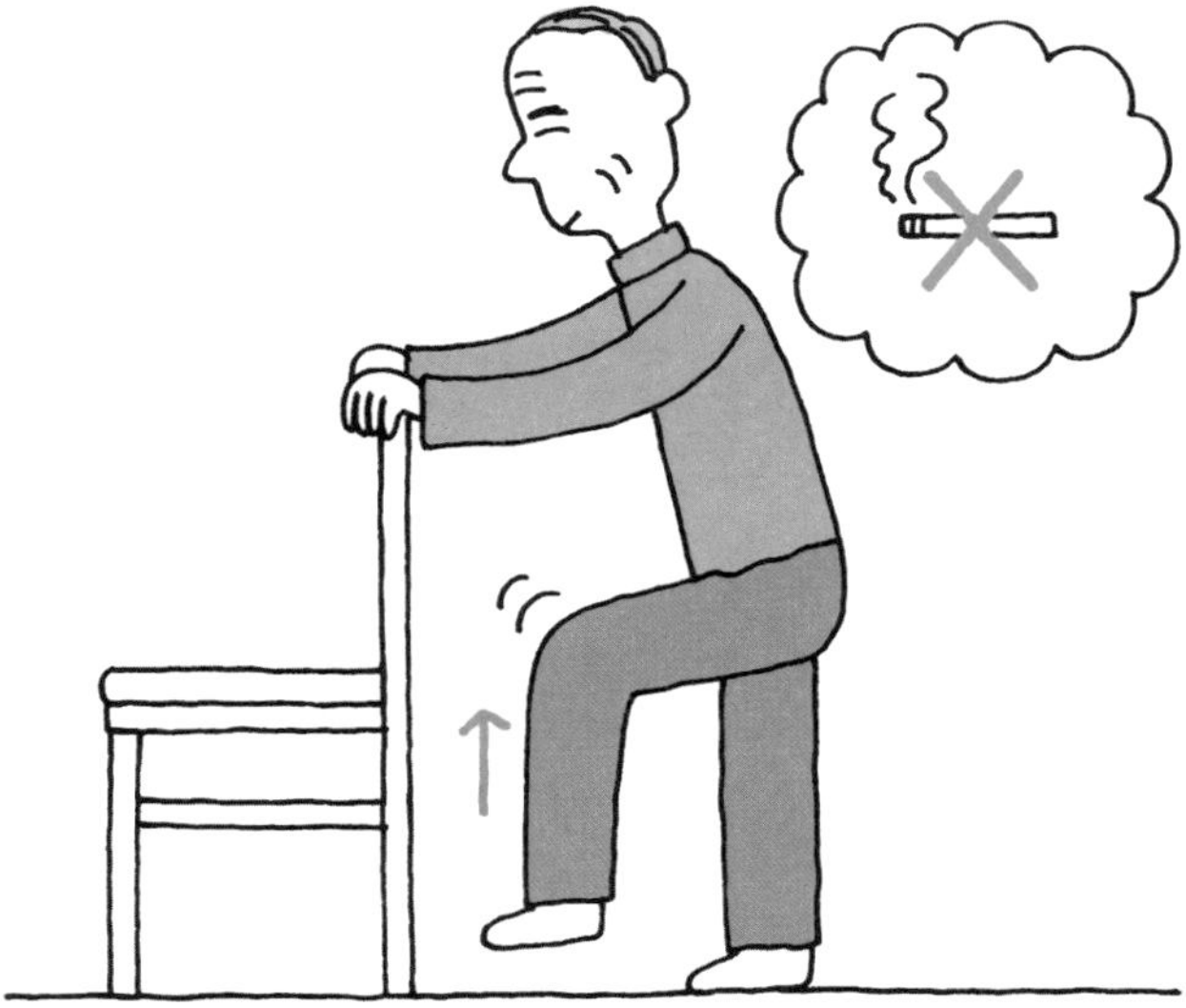

禁煙や節酒、肥満の解消、適度な運動など、生活スタイルの改善も重要

薬物療法には限界があるので運動療法なども組み合わせて

現在、血管性認知症でみられる認知症症状に対する有効な薬剤はありません。

ただし、血管性認知症ではアルツハイマー型認知症を合併していることが少なくないことから、アルツハイマー型認知症の治療薬、すなわち、前項（↓89ページ）で示した抗認知症薬を使用する選択肢もあります。

血管性認知症は、脳血管障害の再発を予防することで、その後の認知症の進行を抑えることができるといわれています。ですから、脳梗塞《のうこうそく》では、再発を予防する目的で抗血小板薬や、抗凝固薬を服薬してもらいます。

また、脳梗塞の危険因子である高血圧や糖尿病、脂質異常症などの生活習慣病の治療や、コントロールが重要になってきます。禁煙や節酒、肥満の解消、適度な運動などの生活スタイルの改善も必要です。脳出血は、高血圧の管理が最も重要ですから減塩を含めた食事療法や、降圧薬の規則正しい服薬が求められます。

血管性認知症では、しばしば感情の起伏が目立つ、あるいは抑うつ的になることから感情障害を軽減する薬剤が必要になってくることもあります。怒りっぽい患者さんには、抗てんかん薬が効果を期待できます。抑うつ状態には抗うつ薬を使用することもあります。

薬物療法ではありませんが、現在の運動機能を低下させないために定期的なリハビリテーションを継続していきたいものです。病院や施設でのリハビリテーションに限らず、自宅での定期的な運動も欠かさずに行っていきます。片麻痺《かたまひ》などがあると、どうしても動くことが億劫《おっくう》になります。その結果、今以上に運動機能の低下をもたらしてしまいます。リハビリテーション、あるいは自分からの積極的な運動は「薬」だと思ってぜひ行ってほしいものです。

行動・心理症状に対する治療薬

【図10】薬物療法の対象となる行動・心理症状は？

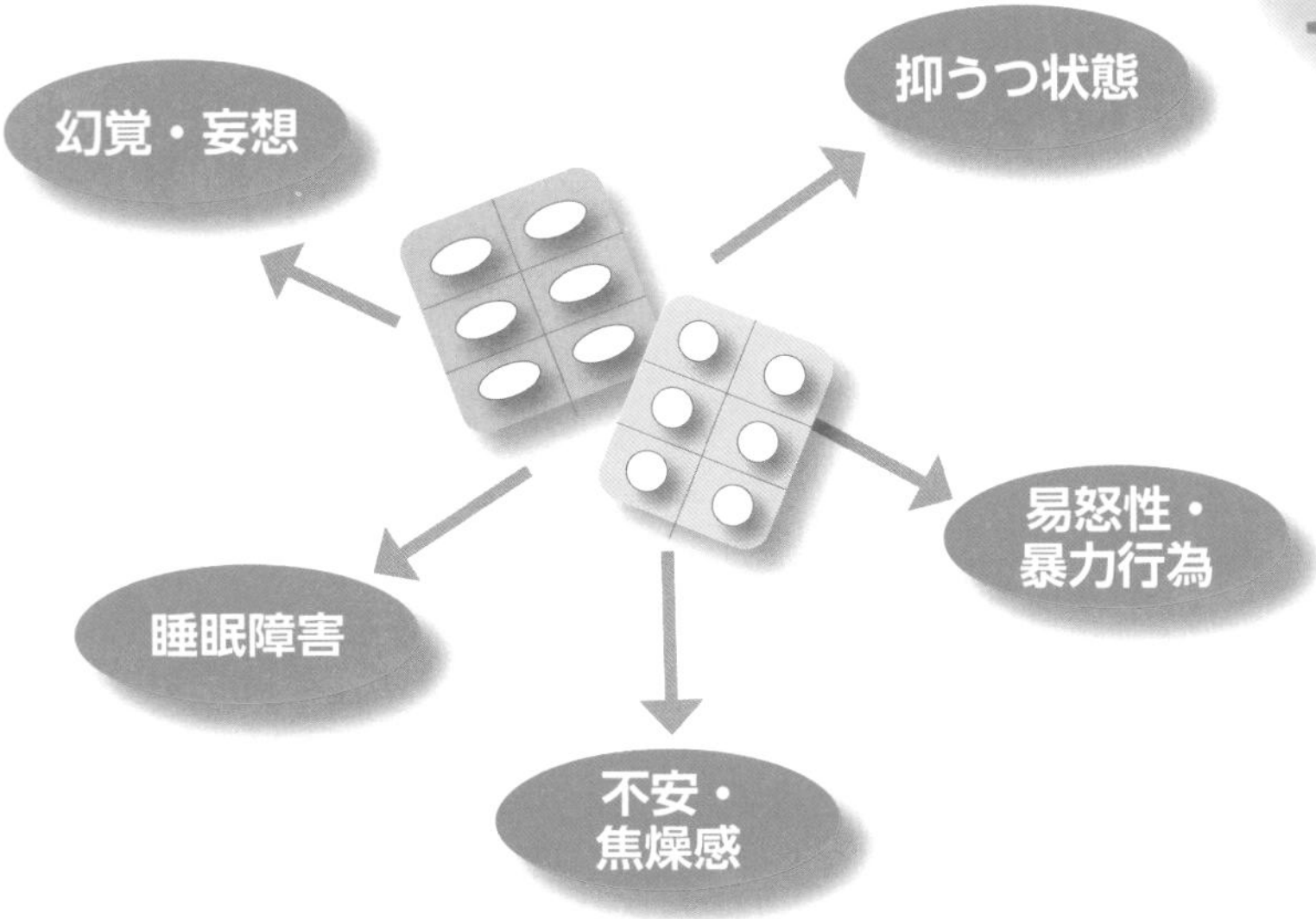

治療薬を効果的に使用するには

介護を進めるうえで家族が困ることは、患者さんが示す行動障害（暴力行為や不眠など）、あるいは心理症状（妄想や幻覚、不安など）が著しい場合です。

原則は非薬物療法（上手な介護、適切な対応、環境整備）ですが、どうしてもそれだけでは解決できないこともあります。

その際には、決して望ましいことではありませんが、なんらかの薬剤を使用せざるを得ないのです。

【図11】向精神薬と標的症状

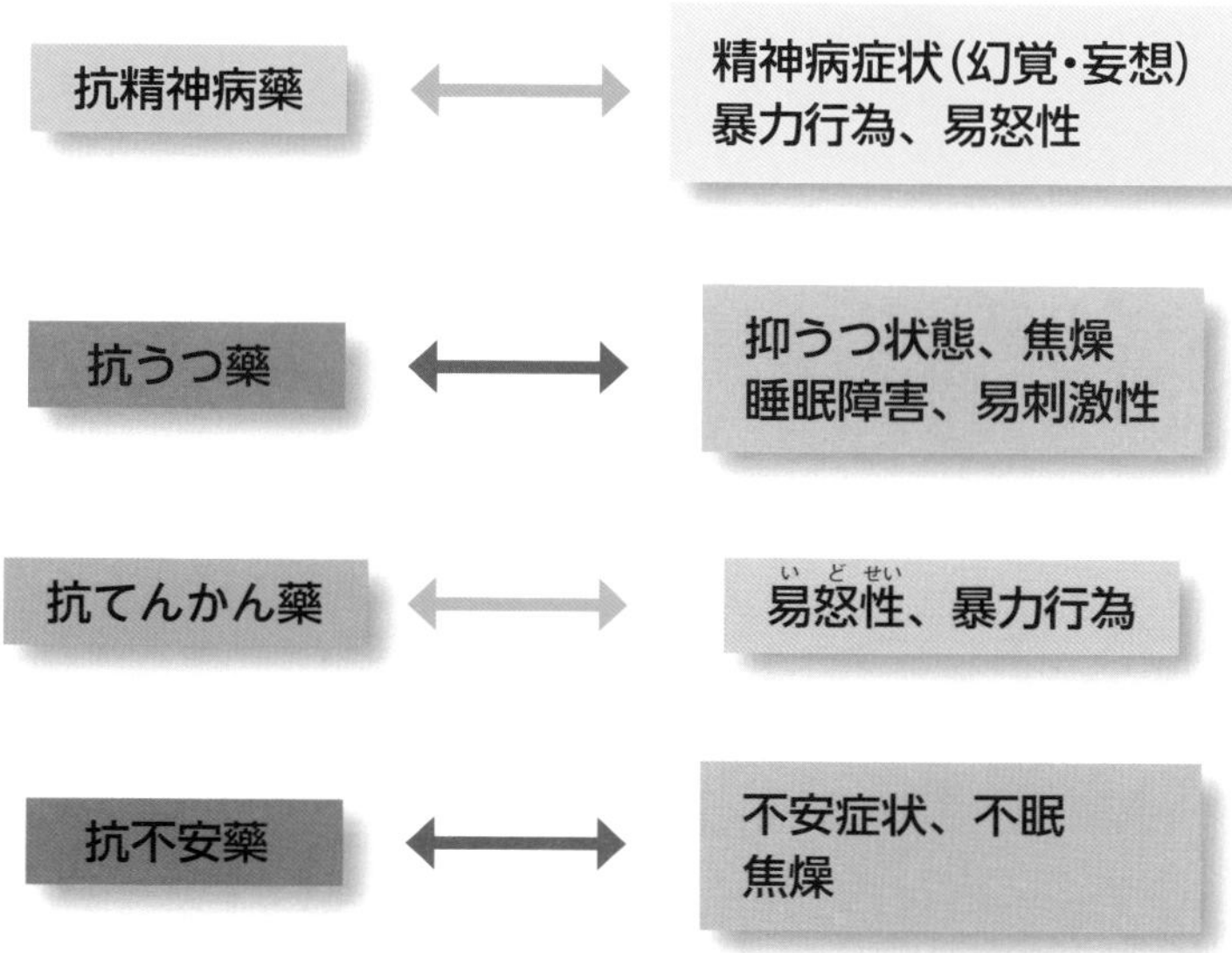

薬剤が効果を期待できるのは、図10に示す5つの状態に限られています。たとえば、徘《はい》徊《かい》や迷子などに効果を発揮する薬剤はないのです。

使用する薬剤としては、抗精神病薬ならびに抗うつ薬、抗てんかん薬、抗不安薬（睡眠薬）の4つです（↓図11）。

❶抗精神病薬

患者さんが示す妄想や幻覚、興奮・暴言、暴力行為などの活発な状態を抑えるために使用します。

これらに対しては効果を期待できると同時に、副作用もまたしばしばみられます。おとなしくなりすぎる（過鎮静と呼ばれます）、

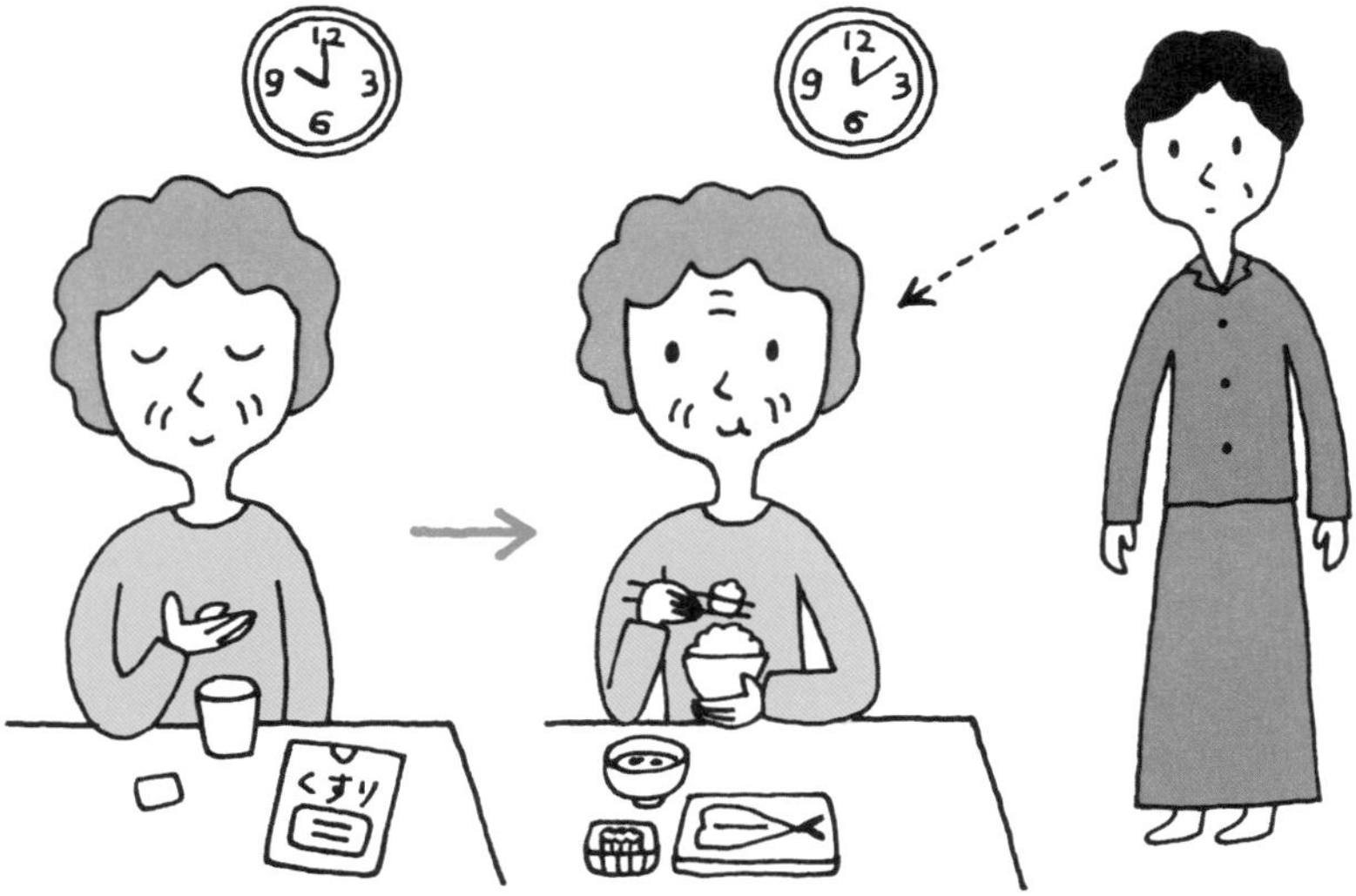

薬の使用を開始してからは、ふだんと変わった様子がないか、患者さんの状態を注意深く観察する必要があります

動きが悪くなる、転びやすい、ろれつが回らない、飲み込みが悪くなるなどの有害な状態が起こることもあります。

❷ 抗うつ薬

抑うつ状態に使用することもあるのですが、むしろ、せん妄や睡眠障害などの治療に使用する場合が多い薬剤です。とくに、鎮静効果が強い抗うつ薬は、せん妄の治療にしばしば使用されています。

❸ 抗てんかん薬

てんかんに使用する薬剤をなぜ？　と思われるでしょうが、抗てんかん薬は同時に感情を安定化する働きをもっており、気分安定薬とも呼ばれています。主として使用するのは、バルプロ酸（商品名＝デパケン、バレリン、セレニカなど）とカルバマゼピン（商品名＝テグレトール）の2種類です。カルバマゼピンは、飲み始めに重大な皮膚症状が出現する危険性があるので注意が必要です。

❹抗不安薬（睡眠薬）

不安症状や睡眠障害に対する薬剤として、ベンゾジアゼピン系睡眠薬あるいは抗不安薬、非ベンゾジアゼピン系睡眠薬、メラトニン受容体作動薬、オレキシン受容体拮抗薬《きっこうやく》などがあります。現在は、副作用や依存性の問題からメラトニン受容体作動薬、あるいはオレキシン受容体拮抗薬を優先的に使用する傾向になってきています。

非薬物療法でどうしてもうまくいかないときには、主治医に相談をして患者さんにあった薬を処方してもらうようにしましょう。これらの薬を開始したときには、しばらく患者さんの状態を注意深く観察し、不都合な出来事が起こっていないかを確かめるようにしましょう。

また、これらの薬剤は短期間に限定した使用が原則です。困っている症状が軽減したら早めに減量から中止をすることが大切です。

安易な睡眠薬の使用は避ける

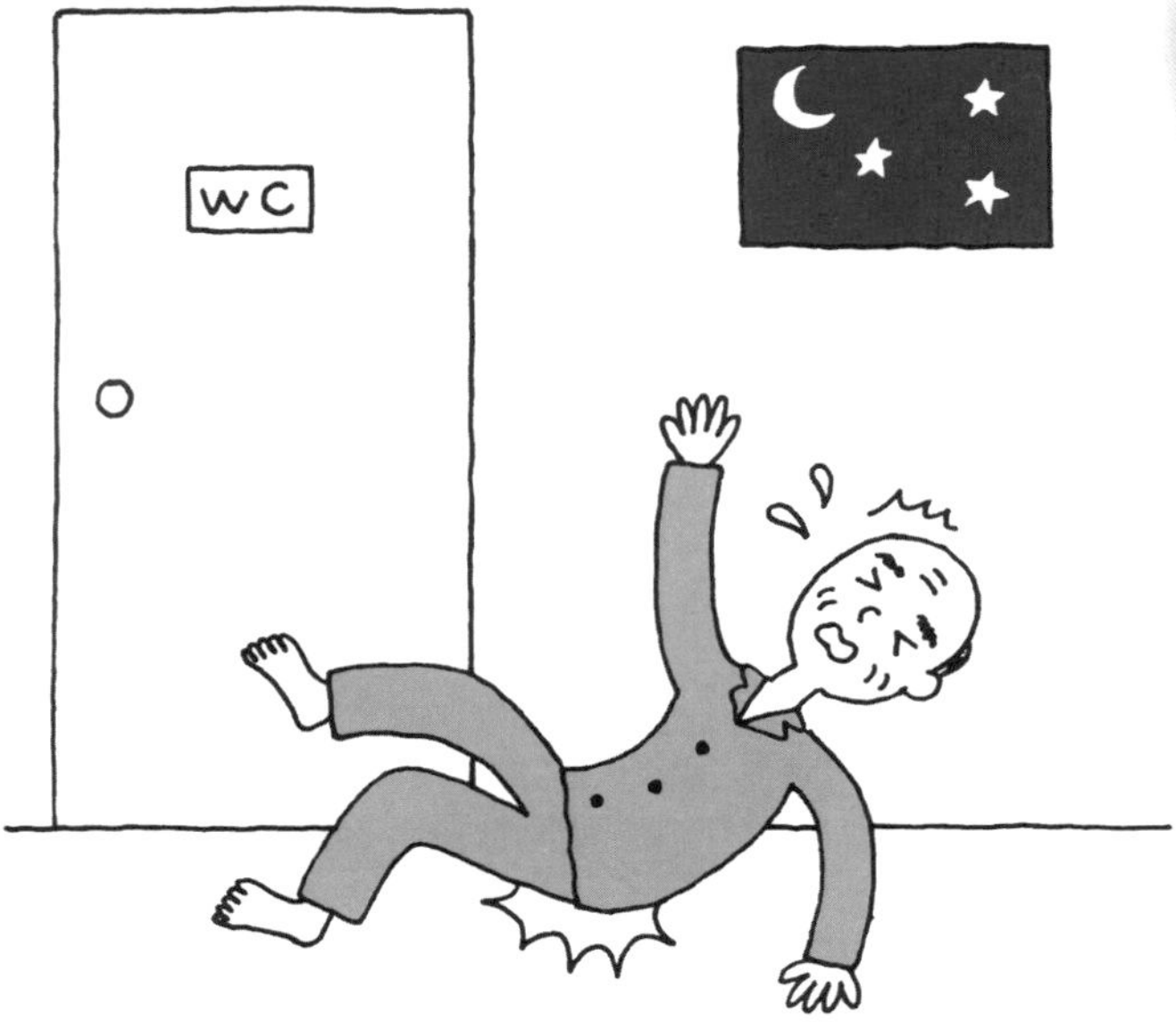

睡眠薬を使用すると、夜間にトイレに行くときなどに転倒しやすくなるので注意が必要

睡眠薬のマイナス面もきちんと知っておこう

患者さんが夜間に寝てくれないと家族の精神的、身体的な負担は増大していき、その結果として主治医に睡眠薬の処方を希望することが多いと思います。

医師としても本当に必要ならば睡眠薬を処方することになりますが、睡眠薬のマイナスの面もぜひ知っておいてほしいものです。

睡眠薬の多くは、筋肉を弛緩《しかん》させる働きをもっています。ですから、夜間に尿意を感じてトイレに行こうとしたときに転倒しやすく、最悪の場合には大腿骨頸部骨折《だいたいこつけいぶこっせつ》や、腰痛圧迫骨折などを起こしてしまいます。また、ふらつきを生じやすいことから、同様に転倒の危険性が高まります。とくに、高齢者では肝臓や腎臓の機能の低下によって、睡眠薬の効果が延長したり作用が増強したりすることもあります。

依存性の問題も最近取り上げられています。一度睡眠薬を開始すると、やめられなくなってしまうことがあるのです。とくに、認知症患者さんではこだわりをもつことも多く、睡眠薬により依存しやすくなる可能性があります。

専門的な話になりますが、ベンゾジアゼピン系といわれる一群の睡眠薬があります。これらは高齢の認知症患者さんには、その使用を最大限避けるべきと思います。現在は非ベンゾジアゼピン系睡眠薬の使用が主流になっていますが、同様の危険性が残ります。

そこで、まだ使用されてから歴史は浅いのですが、筋肉の弛緩作用が少なく依存性の低さから、オレキシン受容体拮抗薬《きっこうやく》と呼ばれる睡眠薬の使用が増えてきています。睡眠薬を希望する際には、このオレキシン受容体拮抗薬の処方を医師にお願いするとよいでしょう。

最後に強調しておきたいことは、いずれの睡眠薬も最後の手段だということです。まず薬に頼らない夜間の睡眠確保を心がけましょう。

家族と同居している場合の服薬管理

【図12】認知症診療における服薬管理の自立度の検討

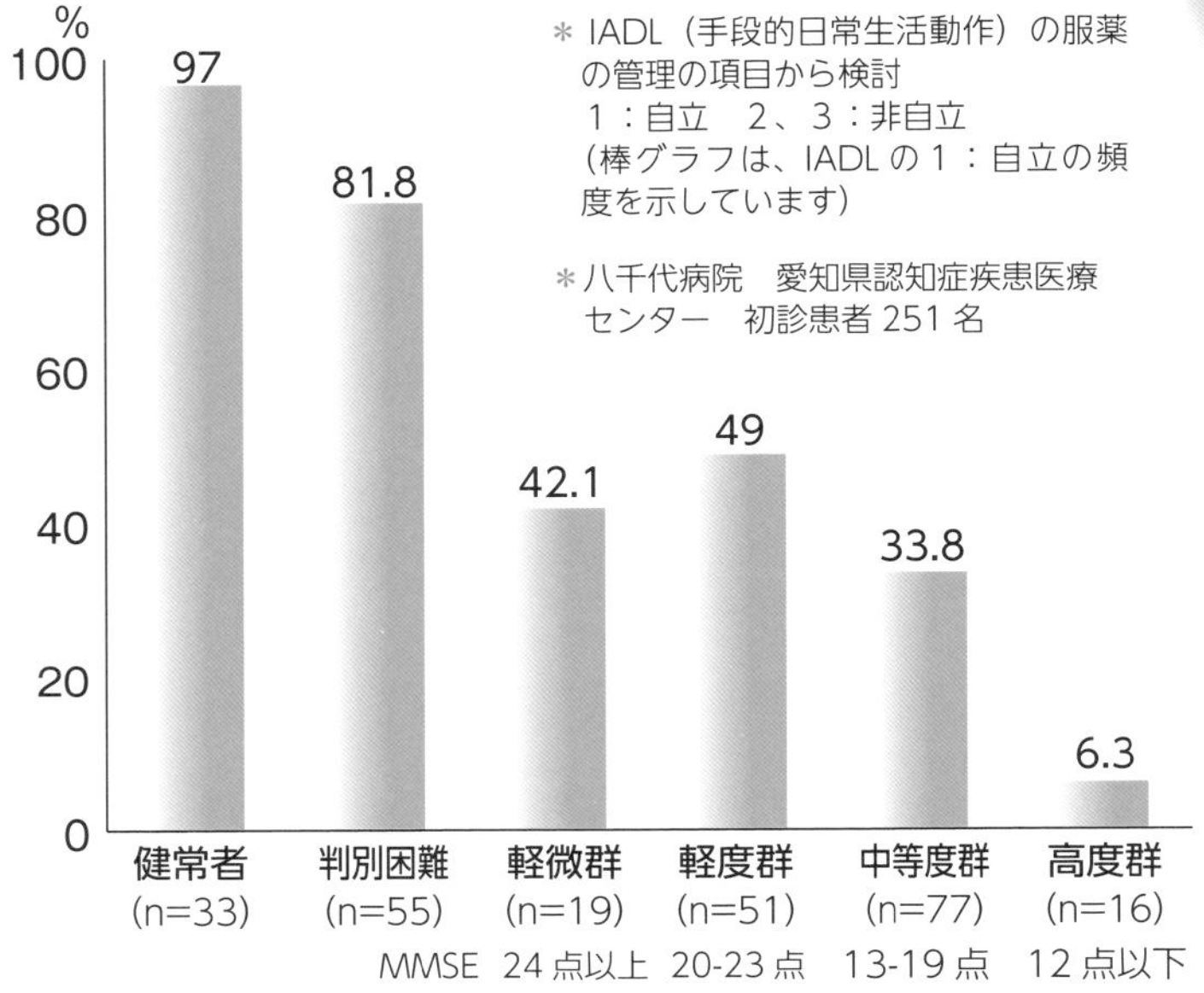

＊IADL（手段的日常生活動作）の服薬の管理の項目から検討
1：自立　2、3：非自立
（棒グラフは、IADLの1：自立の頻度を示しています）
＊八千代病院　愛知県認知症疾患医療センター　初診患者251名

家族が服薬の管理をすることが原則となってくる

高齢者では身体疾患の治療薬をたくさん服薬していることが少なくありません。認知症と診断を受けたあとの、服薬管理について考えてみます。

❶原則は、認知症が軽い段階から家族が服薬管理に関わることです。「軽いから服薬くらい患者さんだけでできるだろう」と安易に考えがちですが、認知症患者さんでは飲み忘れが予想外に多いのです。図12は、

加齢にともなうもの忘れを示す高齢者（健常者）と、アルツハイマー型認知症患者さんの服薬状況を調べた結果です。健常者は、ほぼ100％自分自身で服薬管理ができているのです。いっぽうアルツハイマー型認知症では、軽微群（ＭＭＳＥという認知機能検査では正常範囲を示しますが、認知症と判断される初期の患者さん）でも42・1％の患者さんしか自分自身で服薬管理ができないのです。言い換えると、半数以上の軽微アルツハイマー型認知症患者さんは、自分ひとりでは服薬管理ができないことになります。

❷軽度の段階では、服薬をしたかどうかの確認のための声かけだけでよいでしょう。また、週に1回くらいは残薬の確認などを家族が行うようにします。

❸中等度に進んだときには、患者さんの目の前に薬をセットし服薬するよう勧めます。

❹高度に進展したときには薬を袋から出し、患者さんの口の中に入れてあげる援助が必要になってきます。

独居患者さんの服薬管理

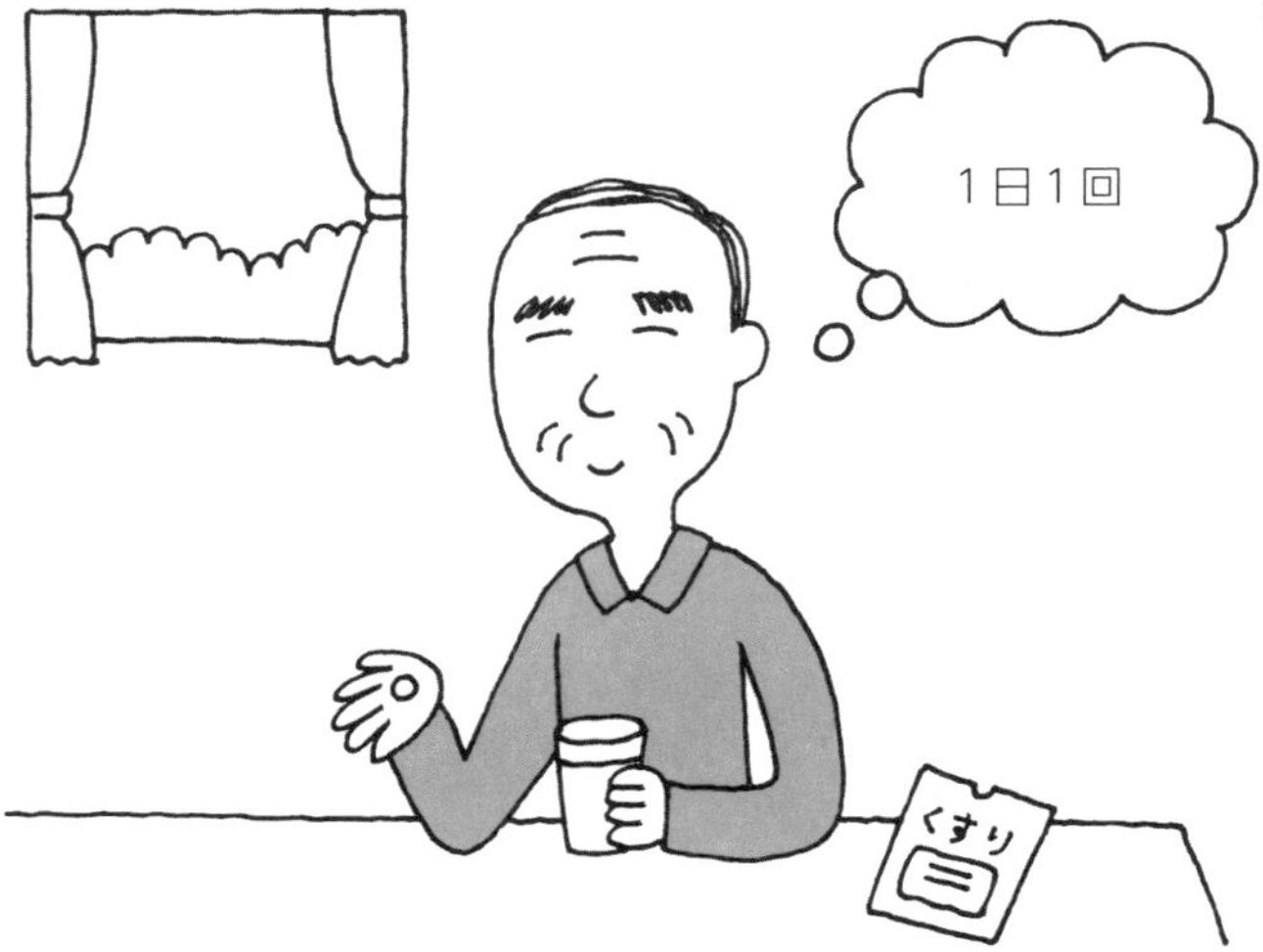

服薬回数を1日1回に限定し、一包化して確実に服薬できるようにする。可能なら、患者さん宅を訪問して服薬介助を行うなどの援助が必要

1日1回の服用に絞ることがポイント

独居患者さんの場合、服薬管理は難しい問題になります。ふたつの視点からアプローチを考えていくことが重要です。

まず、服薬回数をどれだけ減らすことができるのか、次に支援に関わる人やシステムをどう確保していくかです。

❶服薬回数に関しては1日1回の服薬だけに絞るのが理想であり、また原則といえます。主治医に事情を説明し、可能ならば1

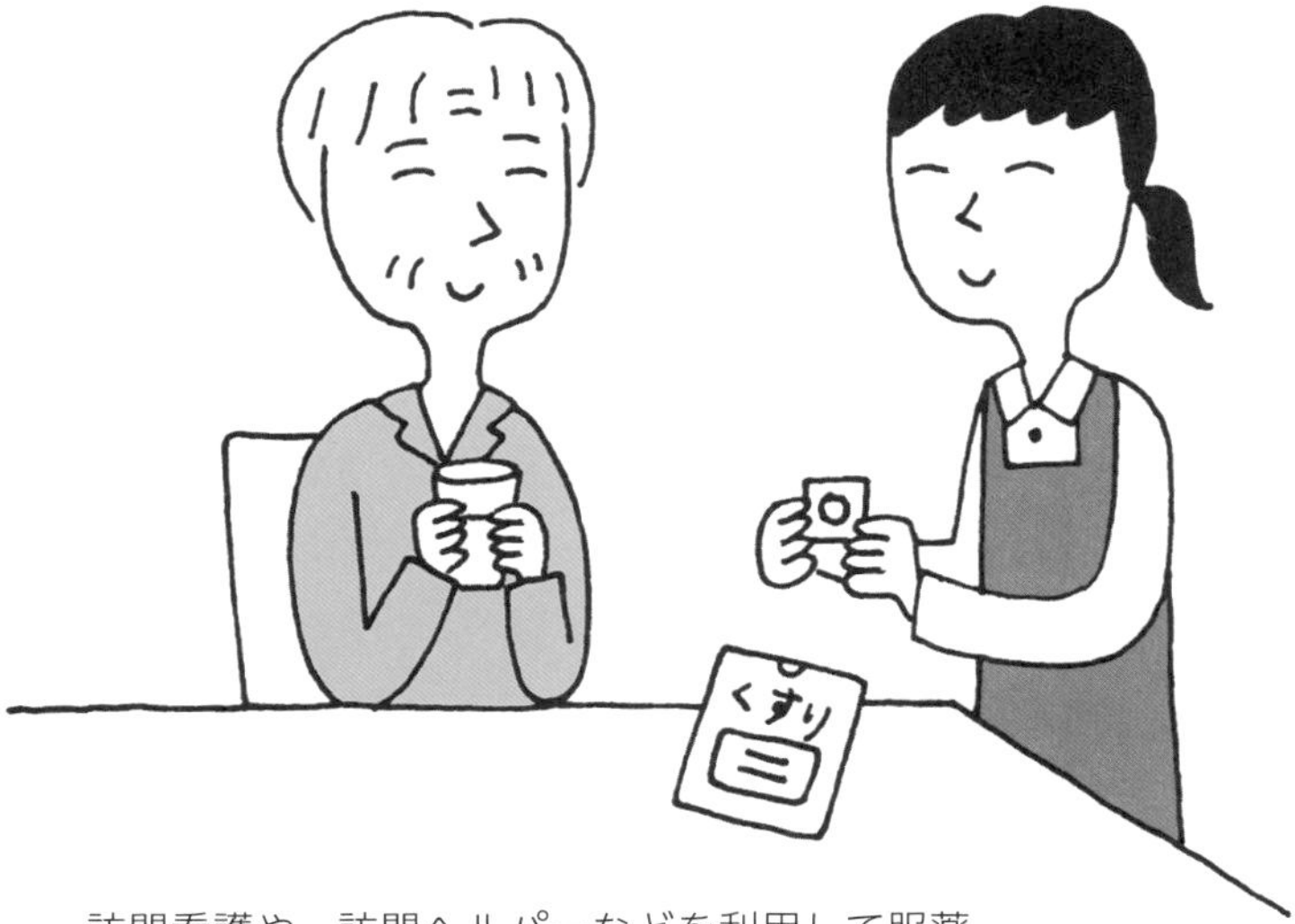

訪問看護や、訪問ヘルパーなどを利用して服薬介助を行ってもよい

日1回の服薬ですむようにしてもらうのがよいでしょう。

しかし、どうしても1日2回、あるいは3回服薬しなければならない薬剤もあるわけですから、その場合にはなんらかの工夫が必要になってきます。

❷服薬援助に関しては近くに家族が住んでいる場合には、その家族が患者さん宅を訪れて服薬の援助を行うようにしますが、そのためにも1日1回の服薬が望ましいでしょう。

1日のなかで2回、あるいは3回と家族が患者さん宅を訪問することはなかなか難しいのではないでしょうか。

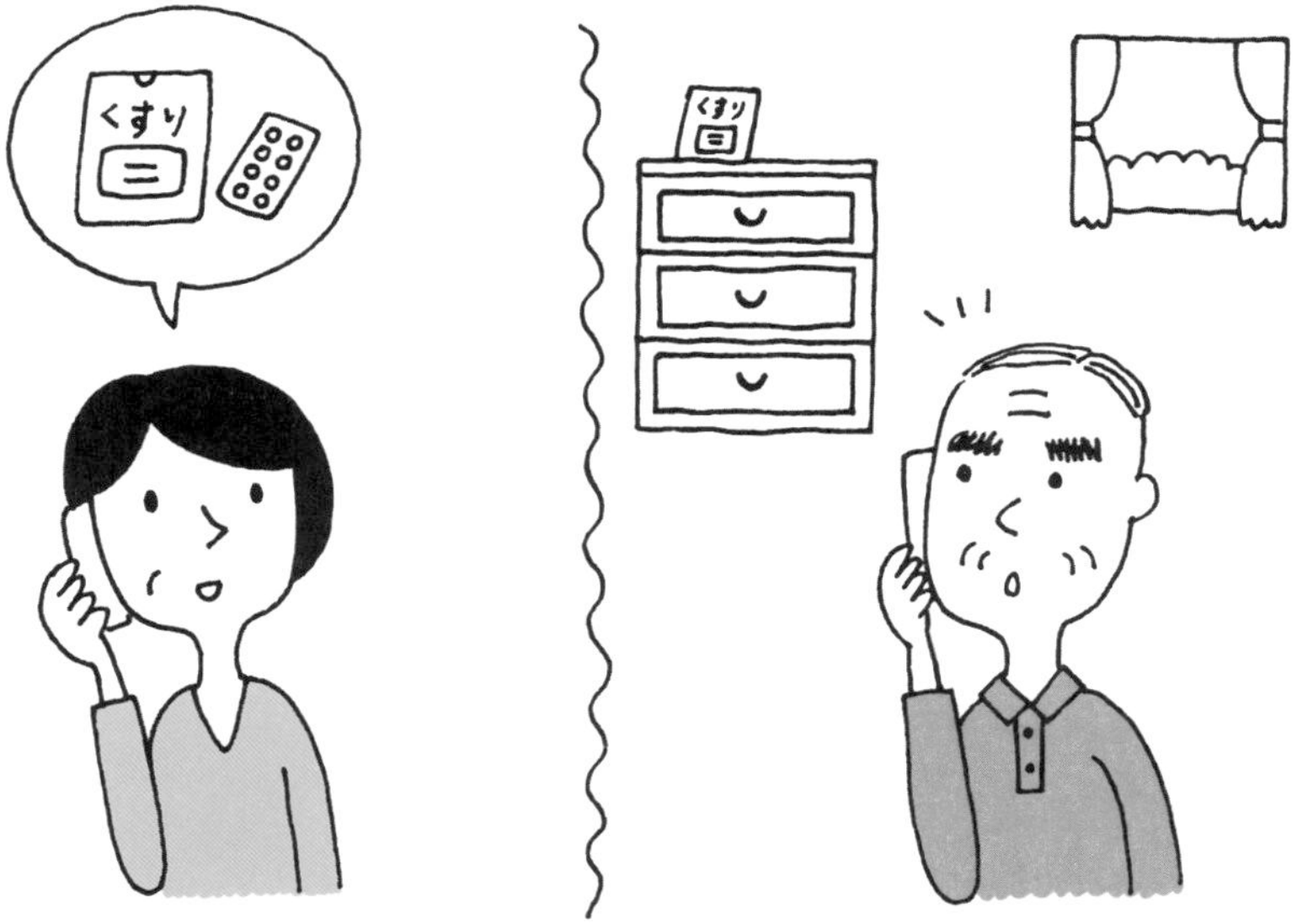

家族が服薬時間に電話を入れて服薬を促し、確認する方法もある

❸近くに家族がいない場合には、訪問看護や訪問ヘルパーを利用し、服薬管理と援助を行ってもらいます。デイサービスやショートステイの利用施設に薬を預け、利用日にはそこで服薬援助をしてもらう選択肢も考えられます。

❹訪問薬剤管理指導、あるいは居宅療養管理指導を利用する手もあります。前者は医療保険を利用し、後者は介護認定を受けている患者さんが対象となります。いずれも週4回まで保険薬局による自宅訪問が可能になっています。最近は服薬支援ロボットなどの貸し出しを行いながら確実に服薬管理を実施している

薬局もあります。

❺よく行われていることですが、カレンダーに薬を貼りつけて服薬を促す、あるいは家族が服薬時刻に電話を入れて服薬を促すといった方法もありますが、記憶障害や時間に対する見当識障害が進んだ段階の認知症では、確実な服薬を期待できない場合があるかと思います。たとえば、家族からの電話を切ったあとで服薬の指示をすぐに忘れてしまうかもしれません。

❻毎日決められた薬を飲むことが原則ですが、独居の患者さんの場合、週5日くらい服薬してくれれば十分との気持ちで対応するほうが、患者さん自身や周囲の人々にとっては負担が少ないでしょう。

独居患者さんの服薬管理については、服薬回数を減らすことと、近くに住んでいる家族や周囲の人々の協力が必要になってきます。

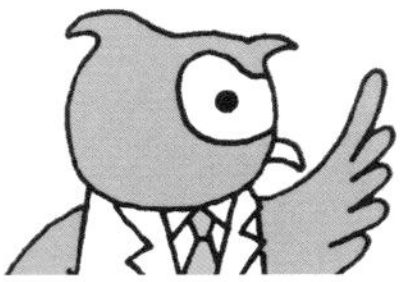

患者さんにみられる行動・心理症状について

認知症患者さんを在宅で介護していくうえで家族が最も困ることは、暴言や暴力行為、徘徊《はいかい》、もの盗られ妄想などの行動・心理症状だと思います。

置き忘れやしまい忘れなどのもの忘れ症状や、日にちがわからないなどの症状も困ることではありますが、それ以上に行動・心理症状の出現は介護する家族に大きな負担を強いることになります。

この行動・心理症状は、出現した後からでは対応するのが難しい場合が多く、どうしても薬物療法に頼りがちになってしまいます。

介護を進めていくうえで大切なことは、これらの行動・心理症状を引き起こさせないことです。そのためには、患者さんが罹患《りかん》している病気を正しく理解して上手な介護、適切な対応を、可能な限り心がけることです。

たとえば、アルツハイマー型認知症では、しばしば易怒性《いどせい》や暴言がみられますが、不適切な対応によって家族が患者さんを怒らせ、患者さんが暴言を吐くきっかけをつくっていることも少なくないのです。

すべて家族の対応が悪いから易怒性や暴言が出てくるわけではありませんが、ある部分は周囲の対応にも問題があることを、読者の皆さんにも理解してもらいたいのです。

第3章

実際に現れる症状とその対処法

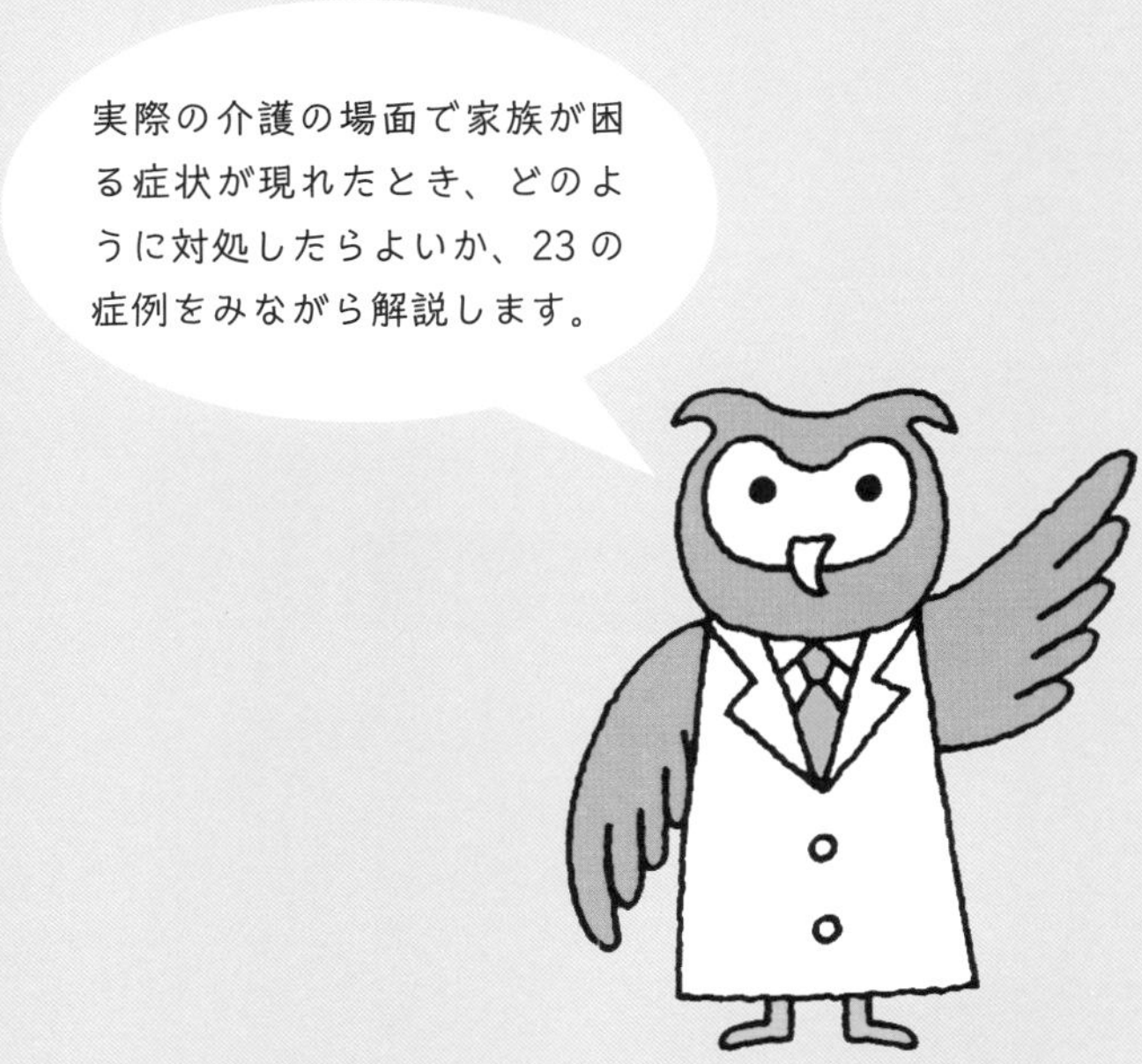
実際の介護の場面で家族が困る症状が現れたとき、どのように対処したらよいか、23の症例をみながら解説します。

症例 1

同じことを何回も言う、何回も聞いてくるのでいやになっています。

日にちや時間を何回も聞いてくるので、答える家族は辟易《へきえき》しています。

とくに何か予定が入っている日には、朝から何回も日にちや時間を聞いてきます。答える家族が疲れてしまいます。

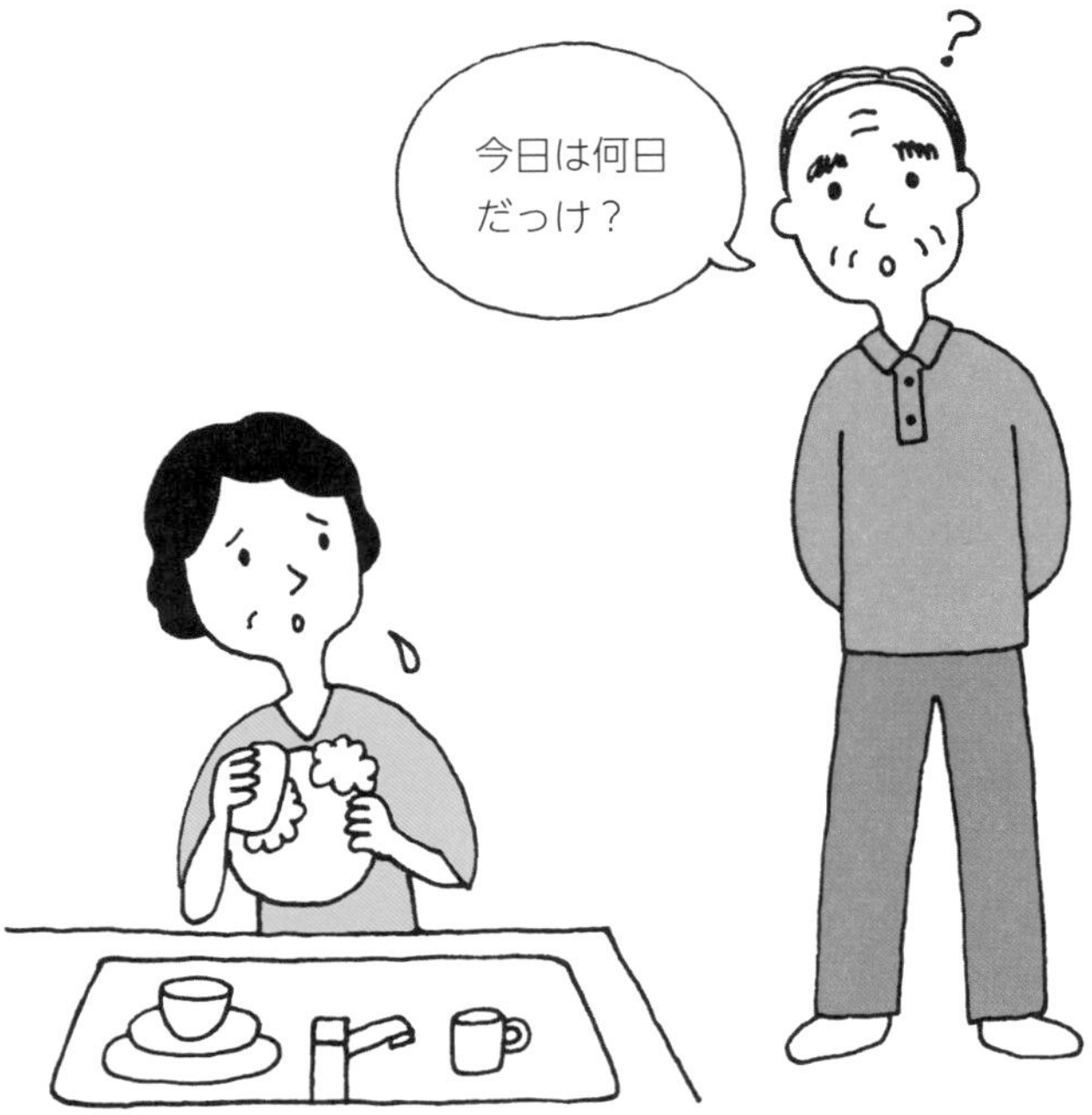

どうすればよい？

ついやってしまいがちな対応

- 「何回も同じことを聞くな！」と言って患者さんを叱る、怒る、なじる
- 患者さんの訴えを無視する
- 患者さんと話をしないようにする

不安からひとつのことにこだわっているので、関心や興味をほかに向ける工夫をします。

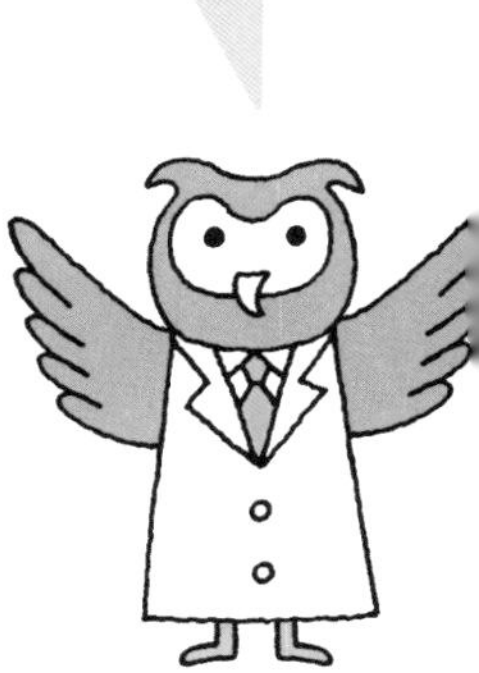

せん妄や認知症が生じると、記憶の低下や予定されていることに対する不安が強くなってきます。また、ひとつのことが気になるとそのことばかりが頭の中を占めてしまうのです。

今日が何日だったのか、予定が入っていたのではなかったかなどを忘れてしまい、さらに不安にもなってくるのです。ですから、日にちを何回も聞いてきたり、時間や曜日を何回も確認したりするのです。そのようなときには、患者さんが気にしている、心配していることから、関心や興味をほかに向ける対応が有効な場合が多いです。

たとえば、「今日は何日か」と聞かれたら、丁寧に日にちを伝えた後、「洗濯物を干すのを手伝ってください」「買い物にいっしょに行きましょう」などと伝えて、別の仕事や行動をお願いすると、患者さんの関心や興味が別の方向に向かい、今までこだわっていたことを忘れてしまうことが少なくありません。

この方法をとってもうまくいかないこともありますが、これらの症状はずっと続くわけではありません。経過にともない、症状が軽くなることもしばしばあります。今はつらいでしょうが、少し辛抱することが必要かもしれません。

症例 2

自宅でなにもせずボーッとして意欲がありません。どうしたらよいでしょうか？

自宅でなにもしません。終日テレビの前に座り居眠りばかりしています。最近は外出もしなくなりました。家族がいくら言っても効果がないのです。

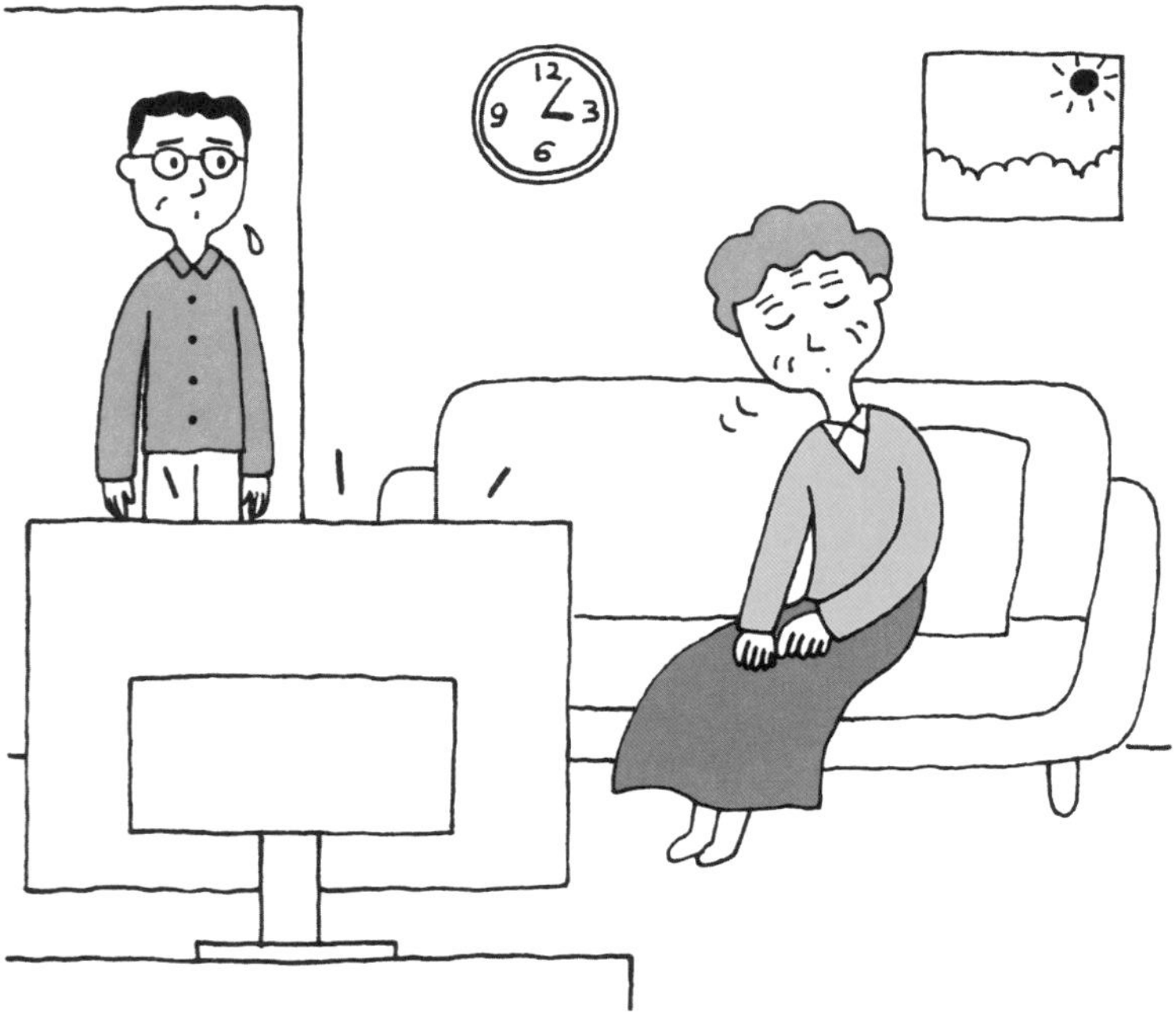

どうすればよい？

ついやってしまいがちな対応

- 頭ごなしにガミガミ怒ってなにかをさせようとする
- 本人の好きなようにさせる
- 用事を伝えて、それを行うよう強い言葉で命令する

家族がいっしょに行動するよう心がけ、デイサービスなどの利用も考えてみましょう。

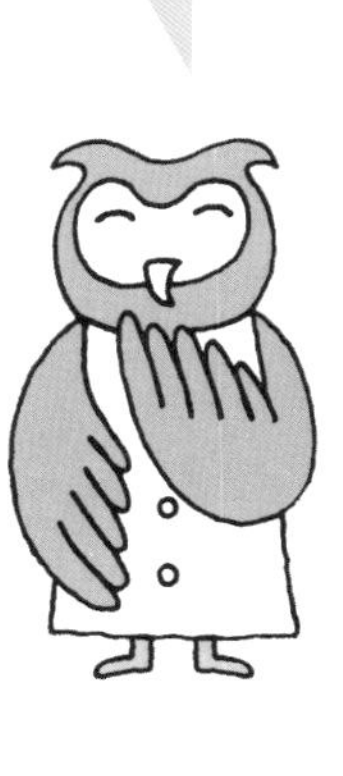

なにもしなくなる病気としては、基本的にはアルツハイマー型認知症があげられます。自発性の低下や、意欲の減退は頻繁《ひんぱん》にみられる症状です。

家族がガミガミ怒っても効果はありません。むしろ、患者さんが逆に怒り出してしまい家族との間がギクシャクしてきます。本人の好きなようにさせると、ますますなにもしなくなり、また、「あれをしといて」「これをやっといてね」と言っても患者さんは行動を開始しません。

患者さんが好きなこと、興味のありそうなことを家族がいっしょになって行うことが求められるのです。家族が勧めると感情的になりやすいので他人からの他動的な働きかけも重要です。主治医からデイサービスなどの利用を勧めてもらうのもよい手です。

デイサービスの利用が可能になったら、1日ずつ利用日を増やし、週4回から5回利用できるようになると、朝から夕方まで施設で働きかけをしてくれます。「デイサービスを利用しない日は終日横になっています」との相談を受けますが、週4回、5回と利用してくれるだけでもよしと考え、利用しない日は患者さんの好きにさせてあげてみてはどうでしょうか。

症例 3

夜間に寝ない、夜中に何回も起き出すので家族が寝られません。

最近、夜寝つきが悪く、夜中に何回も起き出してきて、そのたびに家族を起こすので困っています。先日は深夜に起きて冷蔵庫の中のなま肉を取り出して食べていました。

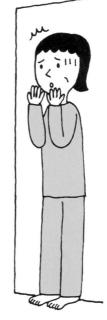

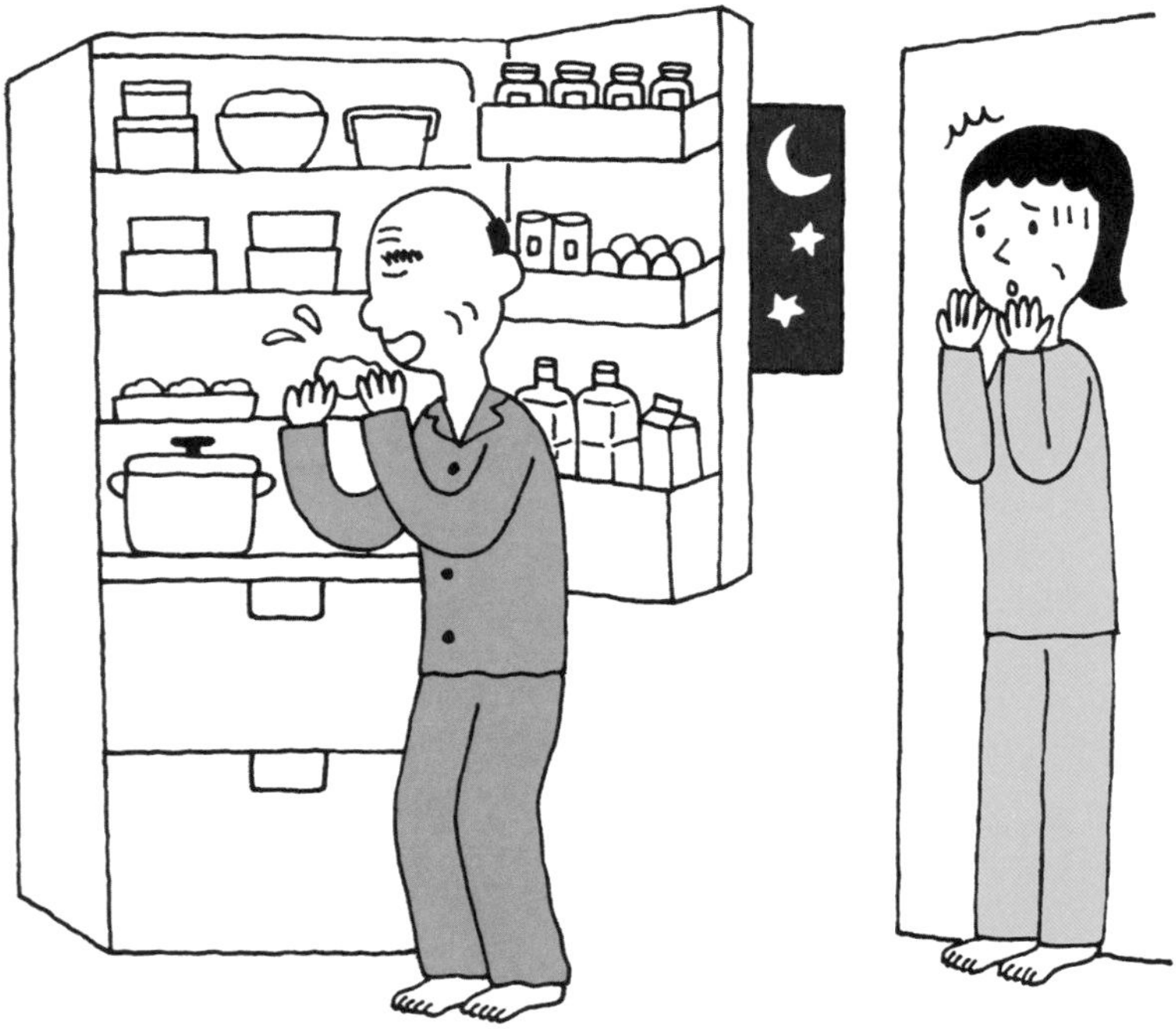

どうすればよい？

ついやってしまいがちな対応

- 医師に、すぐ睡眠薬を出してもらうよう依頼する
- 「まだ夜だから」と言ってきつく叱る
- 夜寝ないので、昼寝をしっかりさせる

薬よりも睡眠と覚醒のリズムをつくる対応を考えましょう。

　夜間に患者さんが寝てくれないと、家族の介護負担はより大きくなります。医師に睡眠薬を出してもらい、夜間の睡眠を確保したいと考えるのも当然だと思います。しかし、睡眠薬はよい働きばかりではありません。多くの睡眠薬は筋肉を弛緩《しかん》させる働きをもっており、深夜に起きて、トイレに行くときにふらついて転倒し、骨折を生じる危険性があります。

　大切なことは、薬よりも昼間の覚醒《かくせい》と夜間の睡眠というリズムを作り出すことです。日中の居眠りを避けるために、デイサービスなどの利用を積極的に勧めます。また昼間には、患者さんができる仕事や役割を与えるように工夫します。午前中の日光浴は夜間の睡眠を促進させるので、午前中の散歩はお勧めです。

　規則正しい生活をするために、朝は決まった時間に患者さんを起こすようにし、デイサービスで生活のリズムを作りましょう。利尿効果のある日本茶などは、夕食後以降は飲まないようにします。

　また、患者さんによってはひとりで寝るのに不安を抱いていることがあるので、消灯せずに、家族の近くに布団を敷いて、横で寝てあげたりすると、安心し良眠できることがあります。

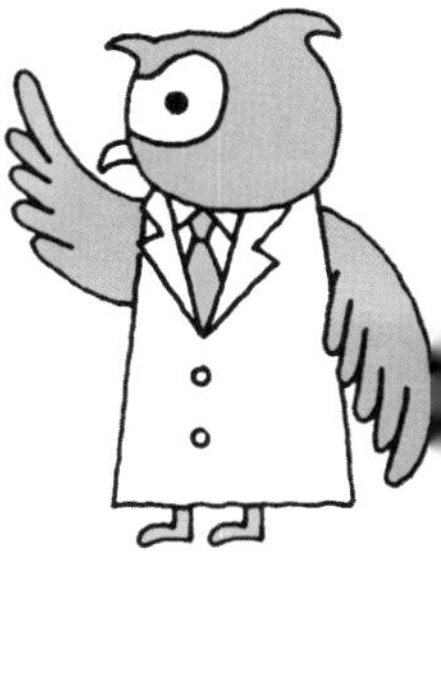

症例 4

1日何回もトイレに行きますが、そんなに尿は出ないと思います。不思議な行動に戸惑っています。

現在困っていることは、昼夜にかかわらずトイレに何回も行くことです。先日トイレに行く回数を数えたら、30回以上も行っていました。なんでこんな行動をするのか理解ができません。

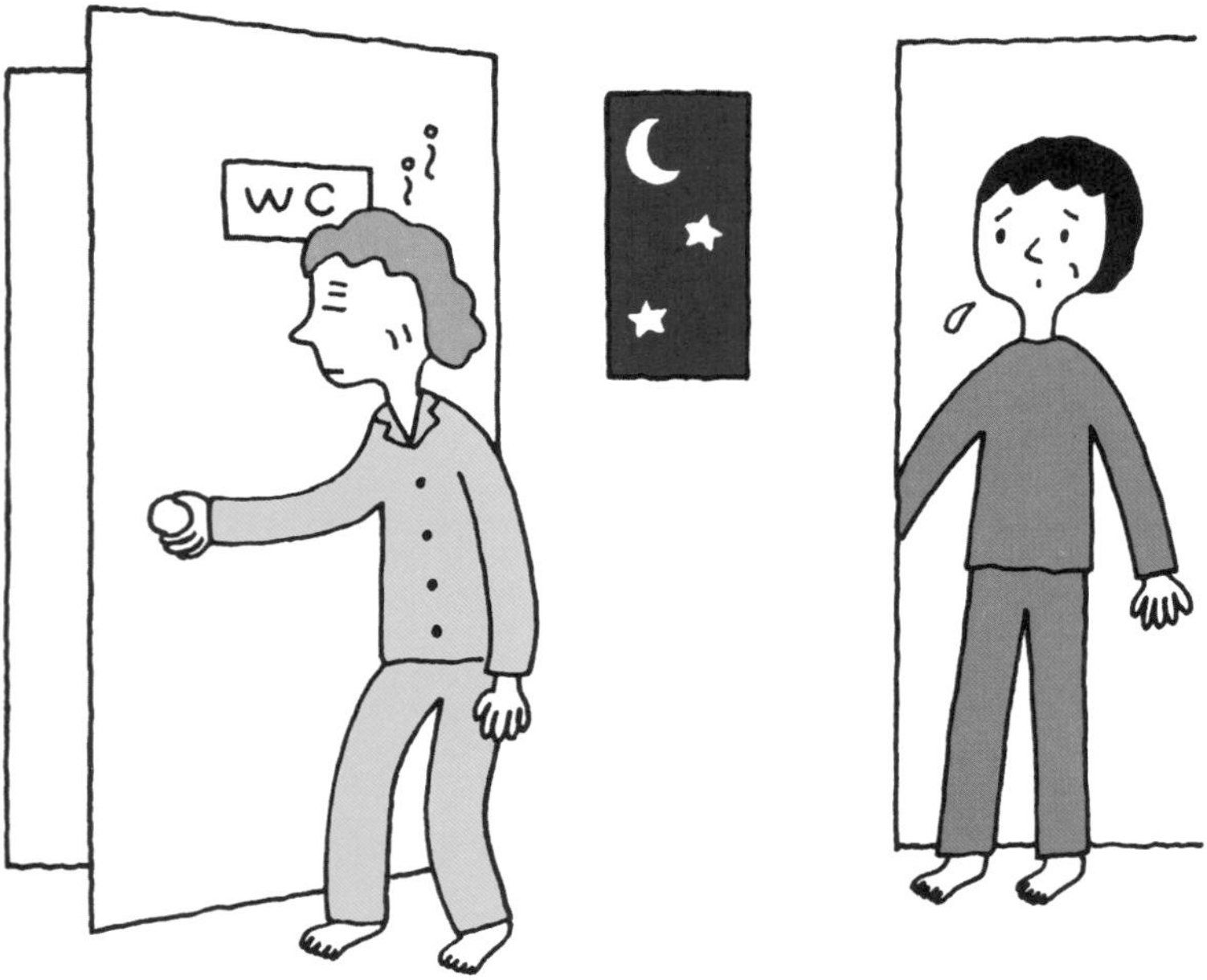

どうすればよい？

ついやってしまいがちな対応

- 「そんなにトイレに行く必要はない」と言って患者さんを怒る、叱る
- すぐにおむつなどを使用する
- 夜間のトイレ行動に対して、睡眠薬の処方を依頼して寝かせてしまう

夜間の頻繁《ひんぱん》なトイレ行動は不安を感じているのかもしれません。

本来は、一度排尿をすませるとしばらくは尿意を感じないはずですが、何回も、極端な場合には何十回もトイレに行く患者さんがみられます。おそらく「失禁してしまうのではないか」との不安と、トイレに行くことへのこだわりが背景に存在しているものと思われます。

アルツハイマー型認知症患者さんでは昼夜にかかわらず何回もトイレに行く方が多いです。

日中のトイレ行動は、患者さんの好きにさせるだけでよいと思います。夜間のトイレ行動に対しては睡眠の確保を目指します。毎日デイサービスを利用する、午前中に日光浴をする、昼寝をしないなどの対策で日中に体力を使い、覚醒《かくせい》を維持することで夜間の睡眠を確保できることがあります。

夜間に起きたときに周囲に誰もいない、部屋が真っ暗であるなどの不安感から、トイレに行こうとするのかもしれません。部屋の明かりをつけておく、家族がそばでいっしょに寝てあげるなどの対応が不安の軽減につながるかもしれません。このような対応にもかかわらず同様の行動が継続する際には、主治医に相談をして患者さんに合う睡眠薬などを処方してもらうのは悪いことではありません。

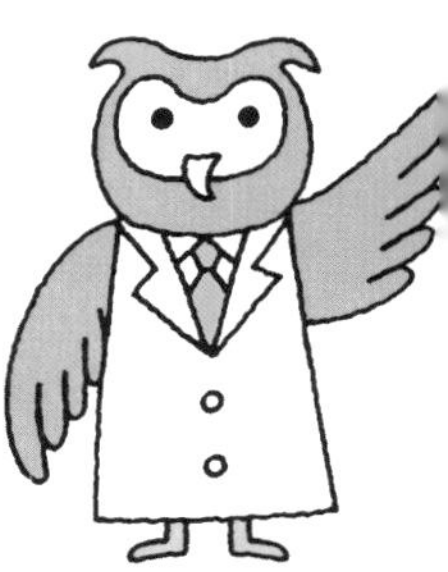

症例 5

薬の飲み忘れが多く、本人だけで服薬管理をできません。どうしたらよいでしょうか？

高血圧や糖尿病などの治療で薬を飲んでいますが、最近薬の飲み忘れがしばしばみられます。家族が薬を預かると言っても本人が納得しません。どうしたらよいでしょうか？

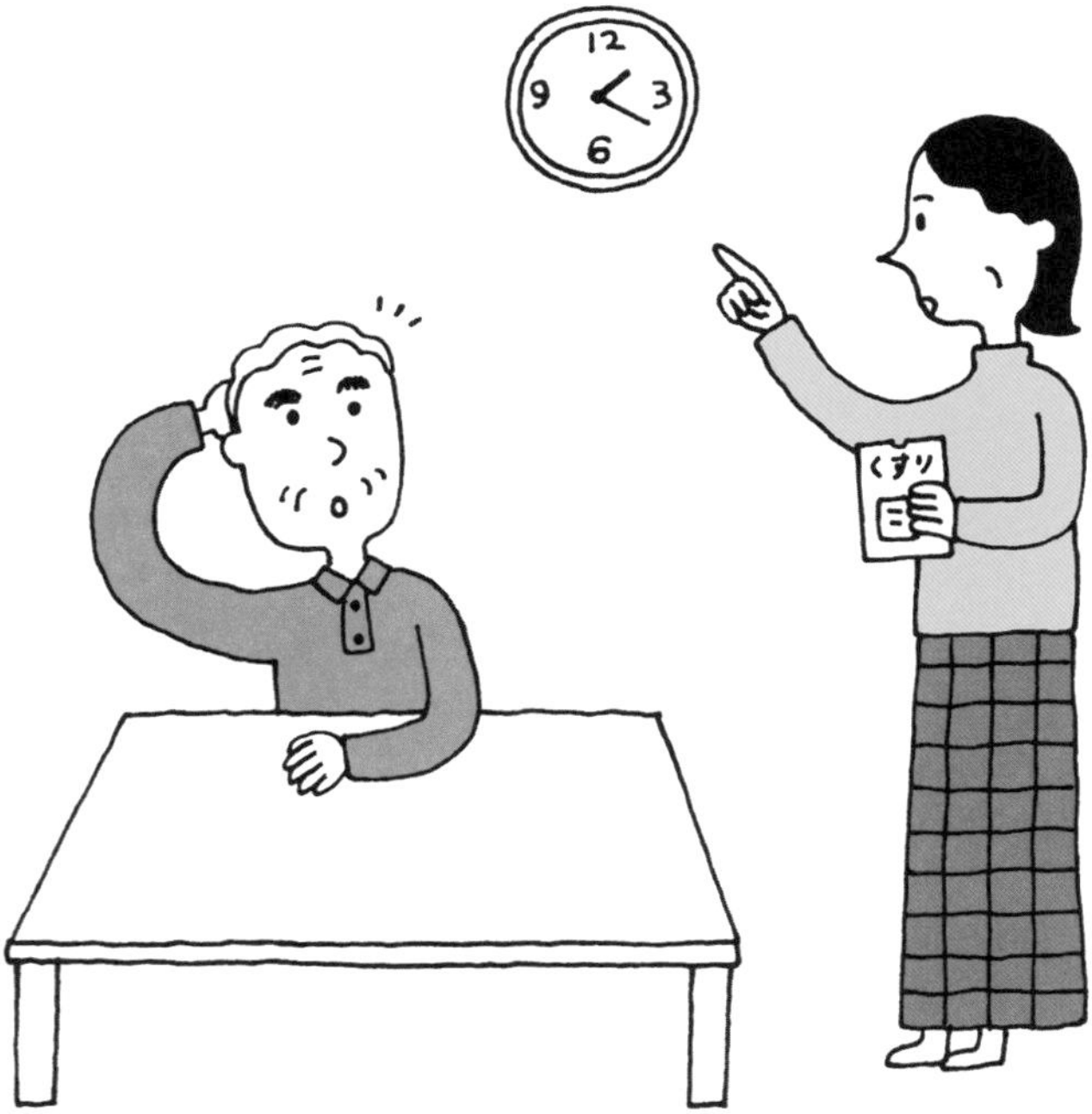

どうすればよい？

ついやってしまいがちな対応

- しかたがないので本人に薬の管理を任せたままにする
- 飲まないのは本人のせいだからと考えて、放置しておく

間違った服薬は危険！薬の管理は家族が行うことが原則です。

薬の管理を家族に任せようとせず、本人が自分だけで行えると言い張る患者さんはよくみられます。しかし、高血圧や糖尿病の治療薬のように指示されている用量を超えて服薬すると、血圧が異常に下がったり、低血糖の危険性が増してきます。

患者さんと家族がよく話し合いを行い、患者さんが納得したうえで、家族が薬の管理をするのが理想ですが、そううまくはいかないことも多いのです。そのときには主治医に相談をして、医師から「薬の管理を家族に任せるように」と直接言ってもらうのがよいでしょう。

家族の言うことは受け入れない患者さんでも、医師の言うことなら従ってくれることが少なくありません。医師がその旨を説明しても納得しない患者さんの場合の対策は、ふたつです。

ひとつは、しばらく患者さんの好きにさせることです。この場合、重要なことは患者さんの体の異変（過剰服薬による異常）を注意深く観察していくことが求められます。

ふたつめは、バトルになることを覚悟して、患者さんから薬を取り上げ、家族が管理することです。

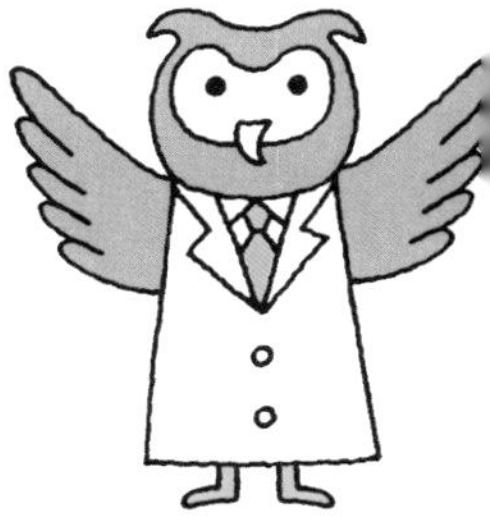

症例 6

幻視の訴えが頻繁《ひんぱん》なので困っています。どう対応したらよいでしょうか？

「部屋の中に見知らぬ人間が見える」と、幻視の訴えが頻繁で家族が困っています。「そのような人間はいない」と伝えるのですが、本人は納得しません。

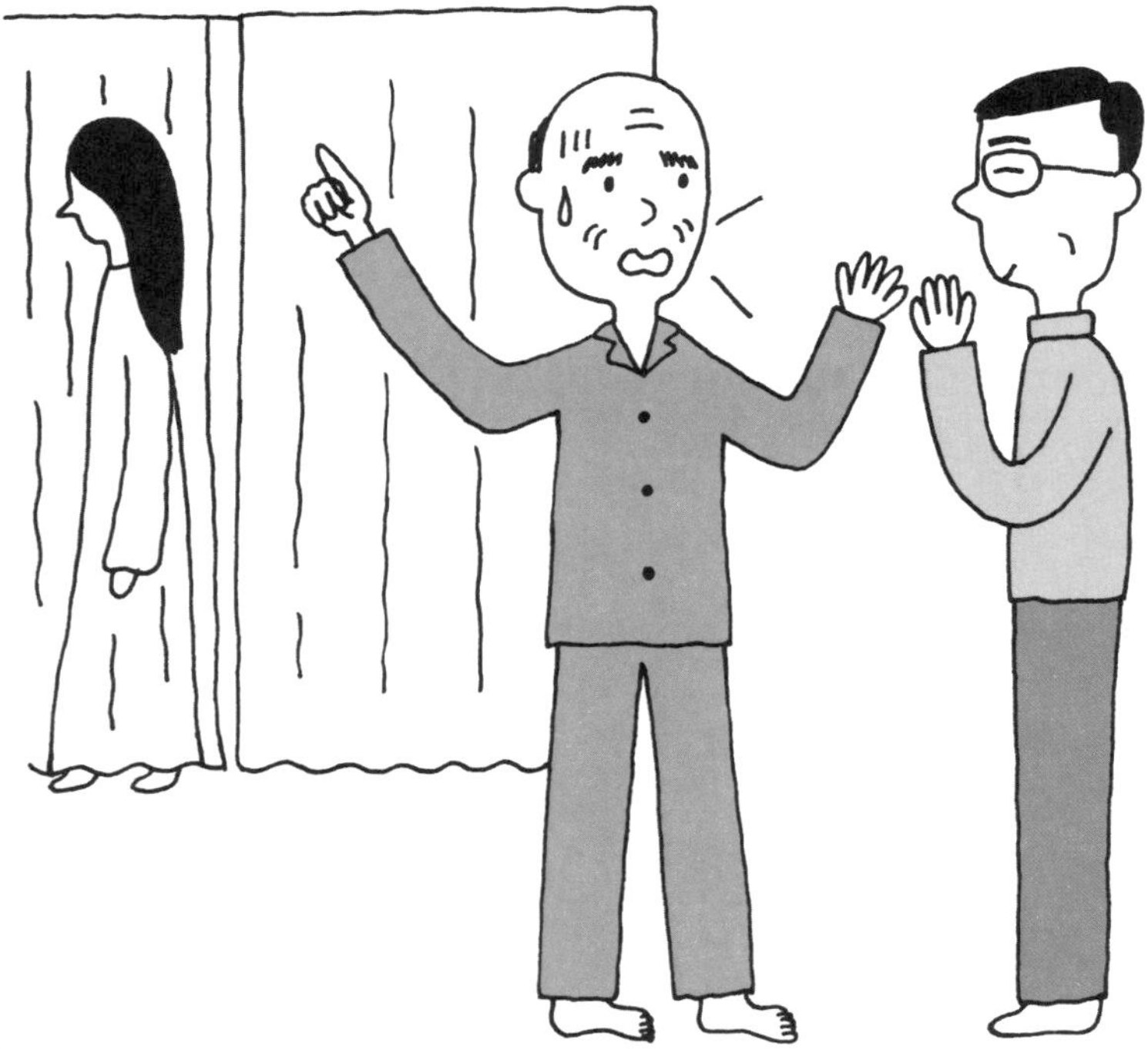

どうすればよい？

ついやってしまいがちな対応

- 「そんな人はいない、見えないはずだ」と言って頭から否定をする
- 「おかしなことを言うな」と叱る、なじる
- 患者さんの訴えを無視する、聞こえないふりをする

患者さんには見知らぬ人間が見えているのです。受け入れたうえでの対応を考えていきましょう。

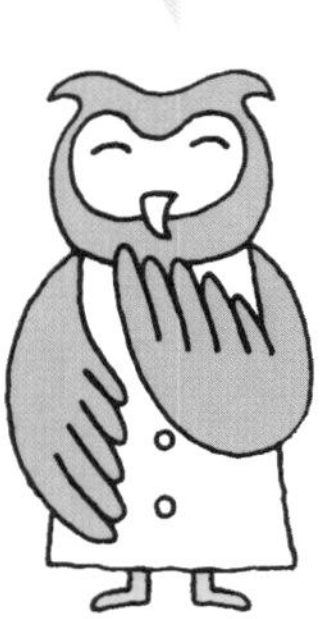

幻視は、実際には存在していない人間や動物が見えると訴える精神症状です。患者さんの世界では、そこに見知らぬ人間や怖い動物が見えているのであり、それが事実なのです。いっぽう、家族にはそんなものは存在していない、患者さんの思い違いであり事実ではないと考えます。

介護を進めるうえでどちらが正しいかを考えるよりも、患者さんの世界では見えているとの事実を家族や周囲の人々が受け入れることが大切であり、そこから幻視に対する適切な対応が始まります。家族として、患者さんの訴えを共感しながら聴く態度が求められます。家族が自分の話を聞いてくれていると感じるだけで患者さんの精神は安定するのです。

そして、「あの人はしばらくするとどこかに行ってしまうから心配はいらない」と優しく説明する、「こちらの部屋で少しお茶でも飲んでいましょう」と患者さんの関心を別の方向に向けるなどの接しかたがよいでしょう。

さらに、幻視がみられる環境を少し変えていきます。たとえば、ベッドの下に人間が見える場合には畳に布団を敷くようにします。カーテンの隅に人間がいるとの訴えにはカーテンを外すなどの対策を考えましょう。

症例 7

もの盗られ妄想の訴えが頻《ひん》繁《ぱん》で困っています。どう対応したらよいでしょうか？

通帳を自分でしまい忘れたのに「嫁が持っていった、お金を盗んでいる」と言って嫁を責め立てます。そのような事実はないと伝えても納得しません。

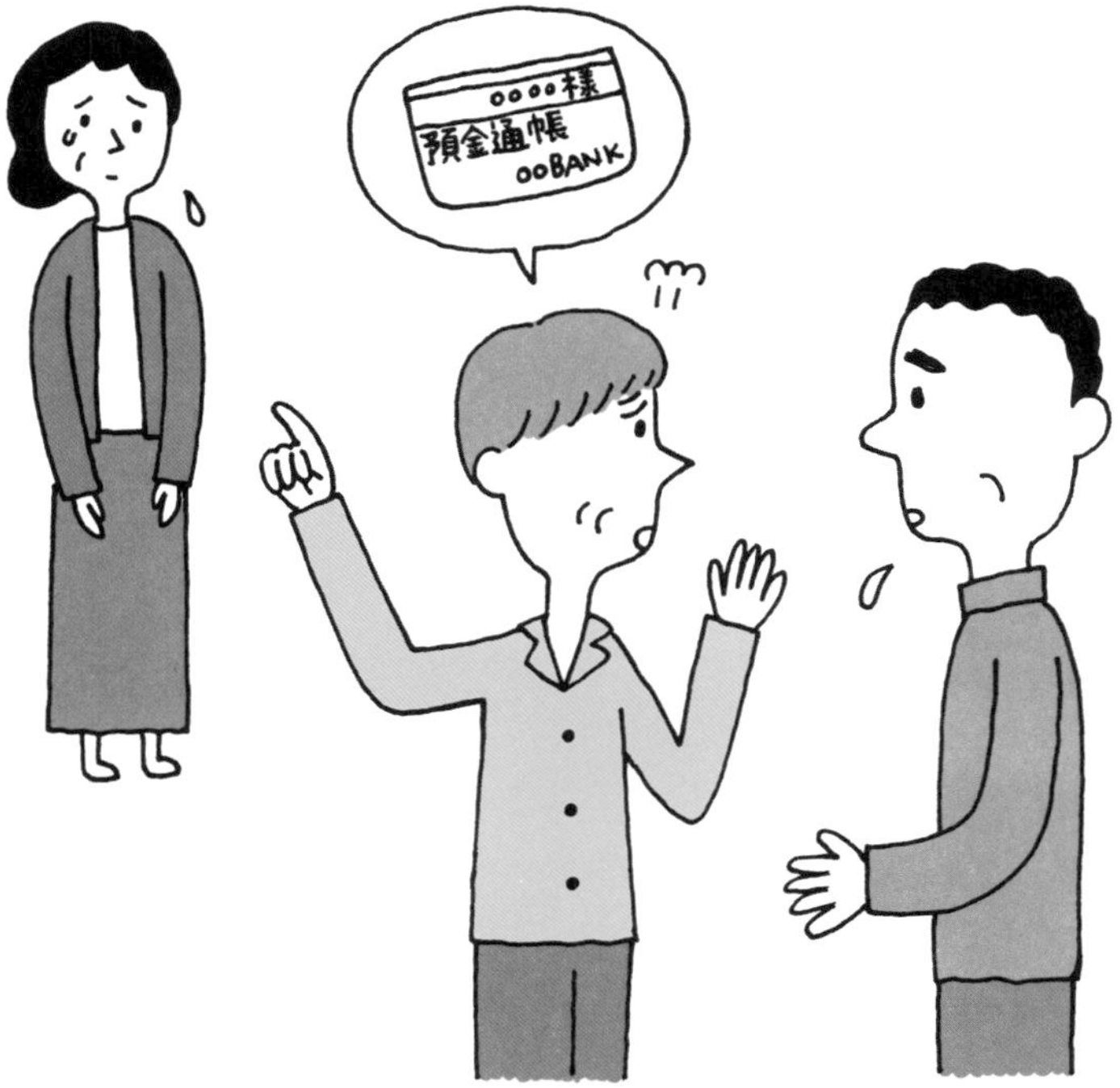

どうすればよい？

ついやってしまいがちな対応

- 患者さんの訴えを頭から否定する
- 「自分のしまい忘れを人のせいにするな」と言って叱る
- 患者さんの訴えは誤りであると説得しようとする

患者さんはものを盗まれたと思い込んでいます。それを理解したうえでの対応を心がけましょう。

妄想は訂正不能の誤った確信です。アルツハイマー型認知症では、もの盗られ妄想が3割くらいの患者さんに出現してきます。

周囲の人々は間違えていると思っていても患者さんは正しい、間違いないと思い込んでいるのです。事実であると考えている患者さんに対して、その考えは間違いであると伝えても納得はしません。むしろ、家族は自分のことを信じてくれないと思い込んでしまい、後々トラブルになってしまいます。ですから、患者さんの訴えを頭から否定せず、共感する姿勢を示しながら傾聴することが最も重要です。

家族が自分の思いを聞いてくれていると患者さんが感じるだけで精神的に安定してきます。患者さんの関心をほかに向ける対応もトライしてみましょう。「買い物にちょっと出かけましょう」などと伝えて関心を別に向けます。

患者さんと、犯人とされる人物の物理的な分離も必要になるかもしれません。日中患者さんにデイサービスを利用してもらうことで、犯人とされる家族との分離が図られ、家族の負担は軽減します。妄想の訴えが軽い場合、「それはちょっと違うかもしれないね」などやんわり否定をする対応もよいでしょう。

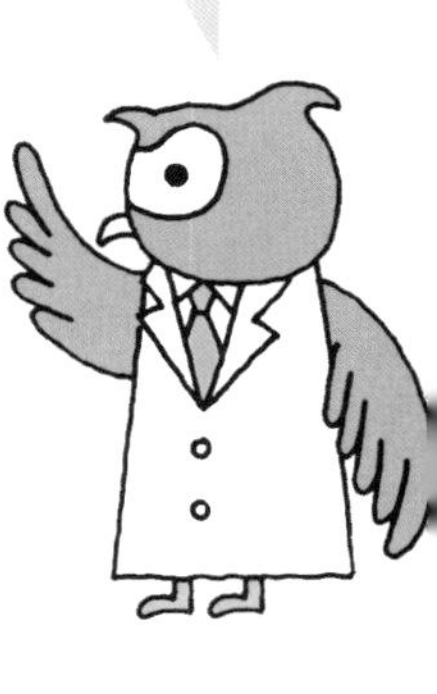

症例 8

隣人が自宅に勝手に入ってきていろいろものを持っていくと訴えます。どうしたらよいでしょうか？

「自宅の茶碗や家具がいつの間にかなくなっている、隣の人間が自宅に勝手に入り込んで盗んでいるのではないか」と患者さんが言い張っています。そのうち隣に怒鳴り込むのではないかと、家族は心配しています。

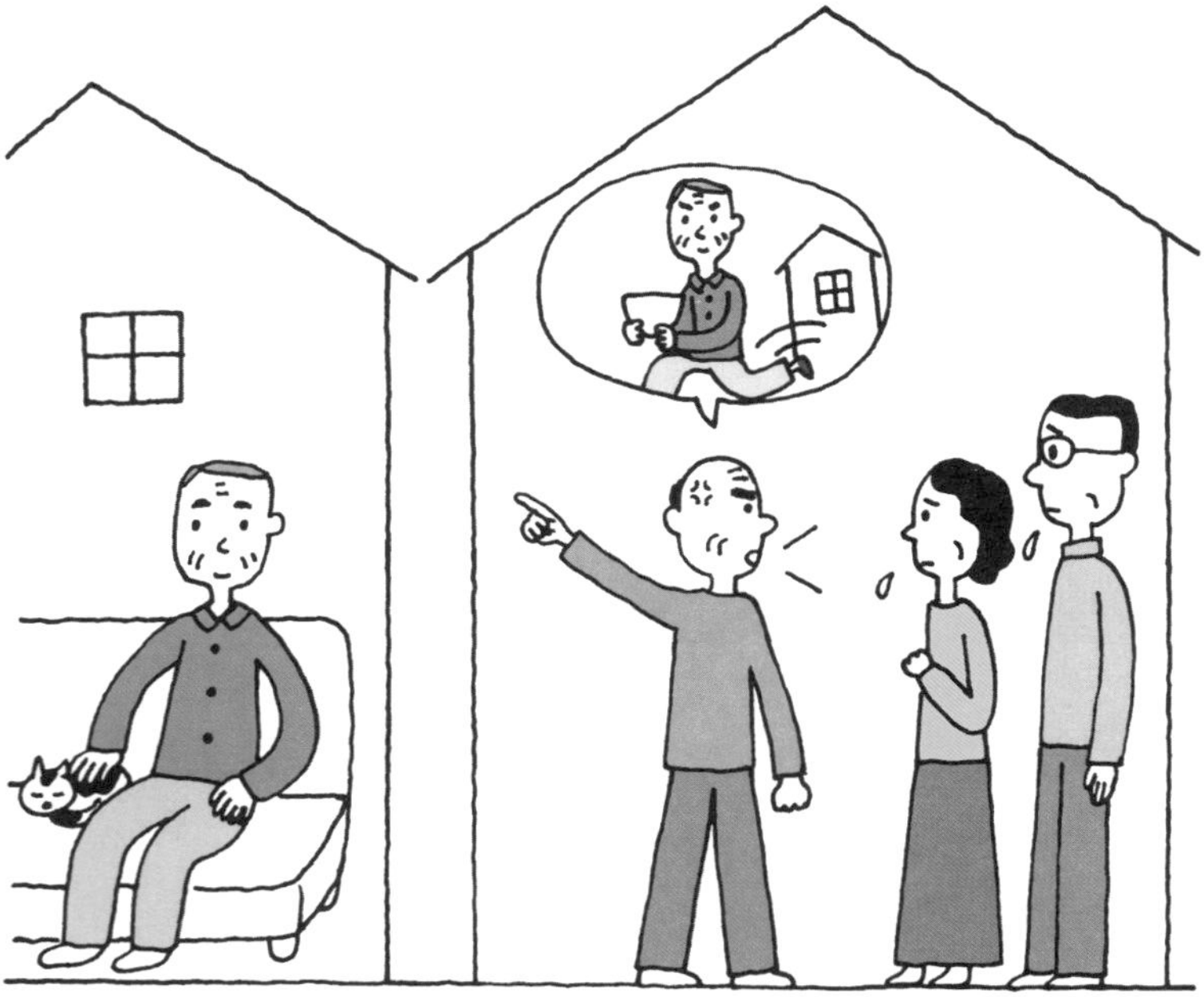

どうすればよい？

ついやってしまいがちな対応

- 「そんなわけのわからないことを言うな」と伝えて叱る、注意する
- 事実ではないと言って頭から否定する
- 適当に聞き流して知らん顔をする

妄想の内容によってはやんわり否定をする対応も必要です。

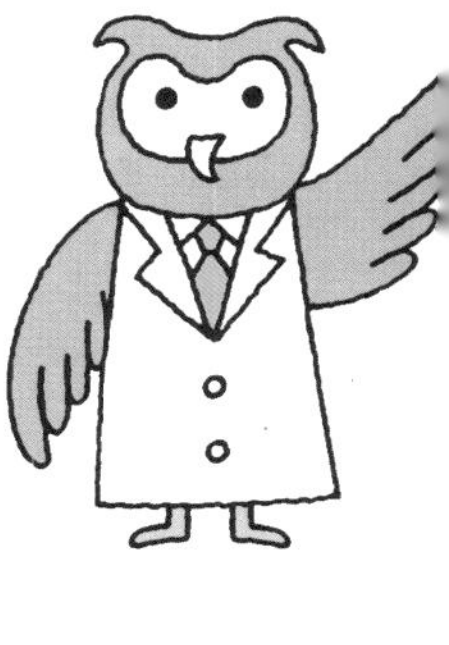

　一般的に妄想に対しては否定をせずに傾聴するのが原則ですが、妄想の内容によっては否定せずに聞いているだけでは逆効果になる場合もあります。

　この事例のように隣人に対するもの盗られ妄想がみられるときに否定をしないと、患者さんのなかでは「やはり事実なのだ、なんとかしないといけない」との思いが高まり、警察への通報や隣人への暴力行為に及ぶかもしれません。

　ほかにも、配偶者が浮気をしているとの妄想に対して否定せずにいると、患者さんの心の中では「否定しないのは浮気をしていることを認めている」との疑念がさらに深まります。

　このように、妄想の内容によっては否定せず傾聴する対応が必ずしもよいわけではありません。このような妄想に対しては家族が毅然とした態度で否定をすべきなのです。

　「そのような事実はないよ」「思い違いの可能性が高いのではないか」などの表現で、患者さんの訴えを否定すべきです。

　その後、患者さんとの間でトラブルになる可能性もありますが、やはり否定すべき妄想はきちんと否定をしたうえで、その後の対応を考えていくべきでしょう。

症例 9

突然怒り出しますが、原因がわかりません。どう対応したらよいでしょうか？

突然理由もなく怒り出すので困っています。先日も温泉に入り気持ちよさそうにしていたのですが、湯船から上がったら突如怒り出したので困惑しました。

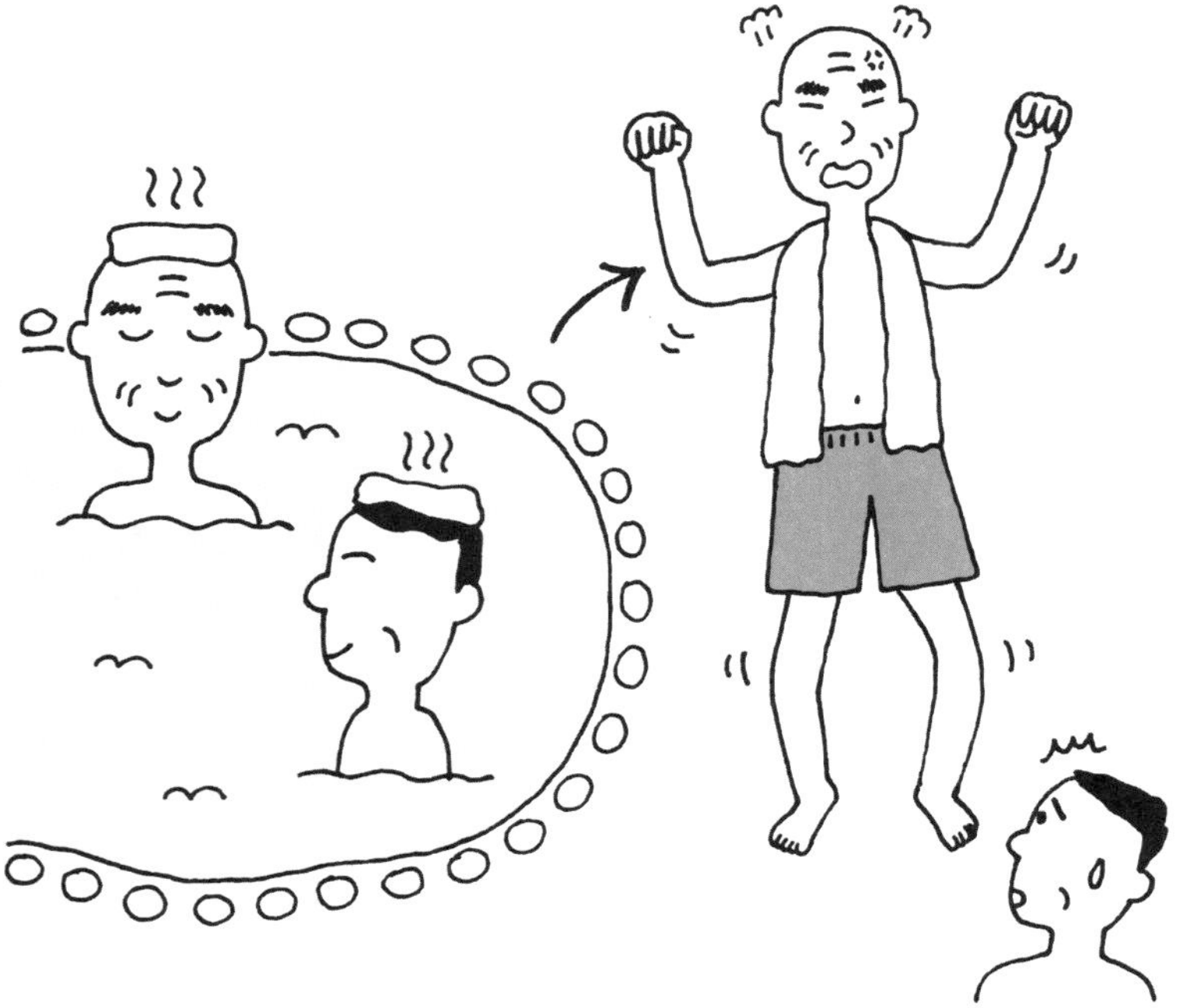

どうすればよい？

ついやってしまいがちな対応

- ●理由なく怒ることに対して、強い口調で注意する
- ●こちらも負けないように言い返す
- ●勝手に怒らせておき無視をする

原因なく怒り出す患者さんがいますが、それは介護する家族の責任ではありません。

突然怒りっぽくなる（易怒性《いどせい》と呼びます）患者さんがしばしばみられます（アルツハイマー型認知症でもよくみられる症状です）。

家族や周囲の人々の対応がやや不適切であり、それに対して患者さんが反応し易怒性を示すことが多いのですが、患者さんによっては家族には心当たりがないのに突然怒り出すこともあります。

この患者さんのように、今まで機嫌がよかったのに、わずか数分ののちに突然怒り出すこともしばしばあるのです。介護の本を読むと「患者さんが怒るのはなにか原因があるはず、とくに家族が知らぬ間に患者さんを怒らせていることが多い」と、あたかも家族の対応に問題があるかのように書かれていることが多いですが、実際には家族の対応に関係なく、病気の特質から怒り出すこともしばしばあります。

今まで一生懸命に患者さんのために介護をしてきたのです。介護する家族の責任ではないので、ご自身を責めたり反省したりする必要はありません。理由のない易怒性が頻繁《ひんぱん》にみられる場合には、主治医に相談をすることをお勧めします。患者さんの感情を安定化できる薬剤を出してくれるはずです。

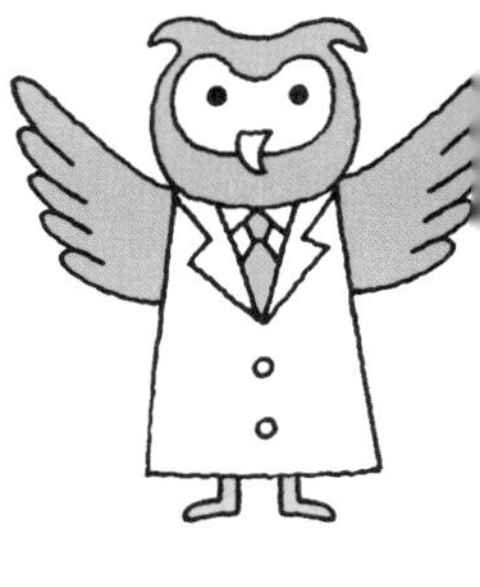

症例 10

家族に対する暴力行為がしばしばみられ対応に困っています。どうしたらよいでしょうか？

最近母（患者さんの妻）に対して手を出すことが多く困っています。先日も「料理ができるのが遅い」と言って母を蹴っ飛ばしていました。暴力行為で母がケガをしないか心配です。

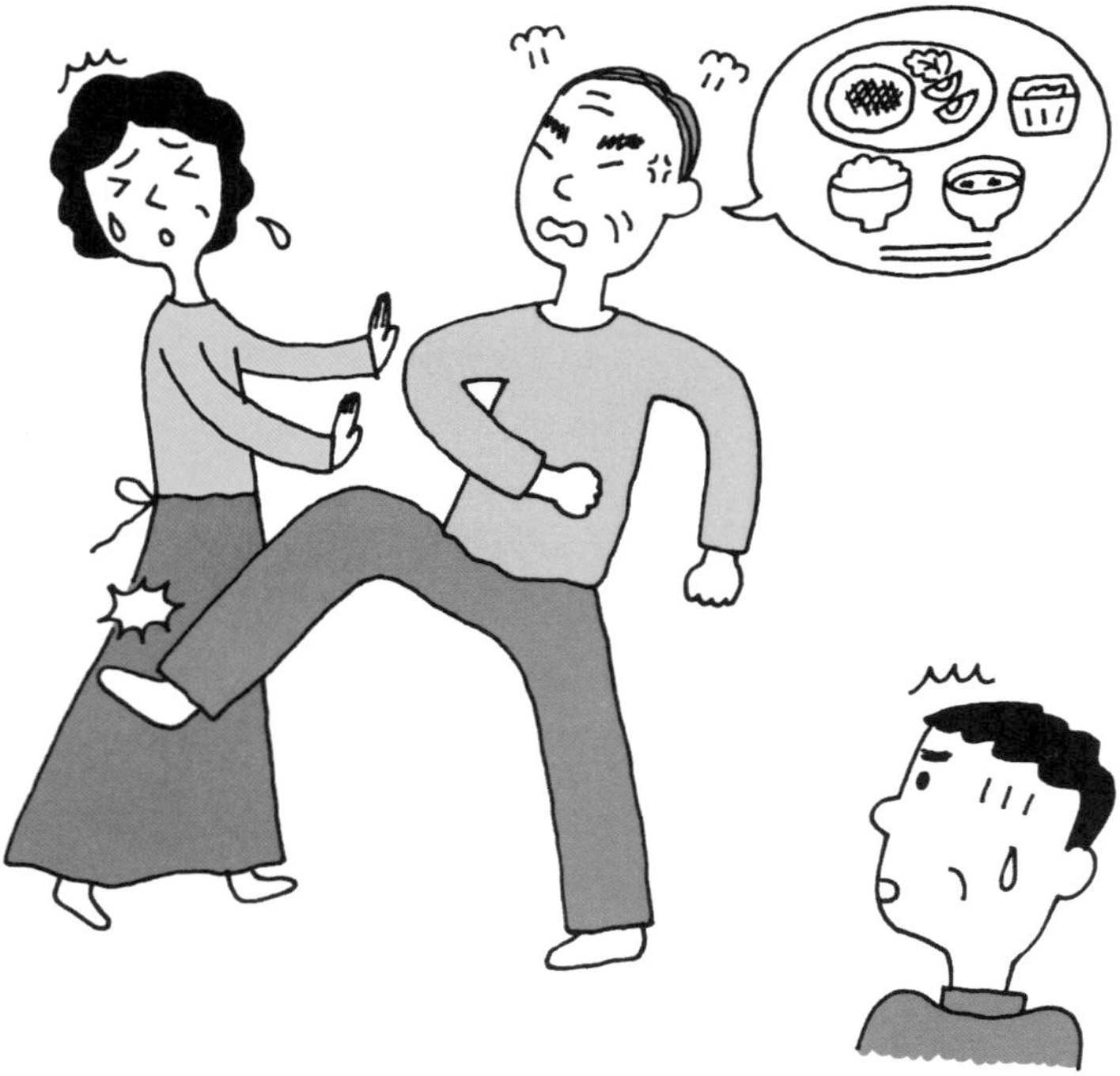

どうすればよい？

ついやってしまいがちな対応

- 暴力を受けたらこちらも暴力でやり返す
- 患者さんをきつく叱る、なじる
- 相手にせずなるべく関わらないようにする

暴力行為を起こす原因を見つけ出し、今後はその原因を避けるようにしましょう。

暴力行為のある患者さんには、暴力を起こすなんらかの原因が存在しているといわれます。多くは家族や周囲の人々の言動などに反応して、患者さんが怒り出し、手が出ることが多いようです。

患者さんのできないことや失敗したことを家族が非難したり、きつく注意したりすることで逆に患者さんの暴力行為を誘発していることが少なくありません。

あるいは、すでにできなくなったことを患者さんにやらせようとして患者さんが怒り出し、最終的に暴力に進展することもあります。ですから、暴力行為が生じたときの場面を検討し、患者さんが興奮したり暴力を振るったりする原因を探し出して、その原因や誘因を避けることで暴力行為を減らすことができます。

患者さんが楽しいと感じる環境づくりも必要です。問題は、その原因や誘因がみつからない場合です。アルツハイマー型認知症では、病気の進行にともなって易怒性《いどせい》や興奮、さらに暴力行為が原因なく出現してくることがあります。その場合、主治医に相談をして行動や感情が安定化する、言い換えると暴力行為を減らす薬剤を処方してもらうのがよいでしょう。

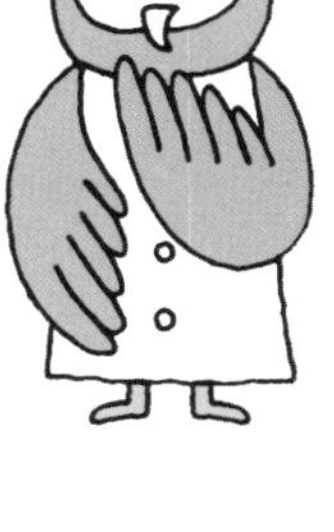

症例 11

無断で出て行ってしまい迷子になったことがあるので、今後の対策を考えたいです。

先日、家族に無断で外出し迷子になりました。半日後に警察に保護されて帰宅してきました。本人はその件をまったく覚えていません。今後も同様なことが起こらないか心配です。

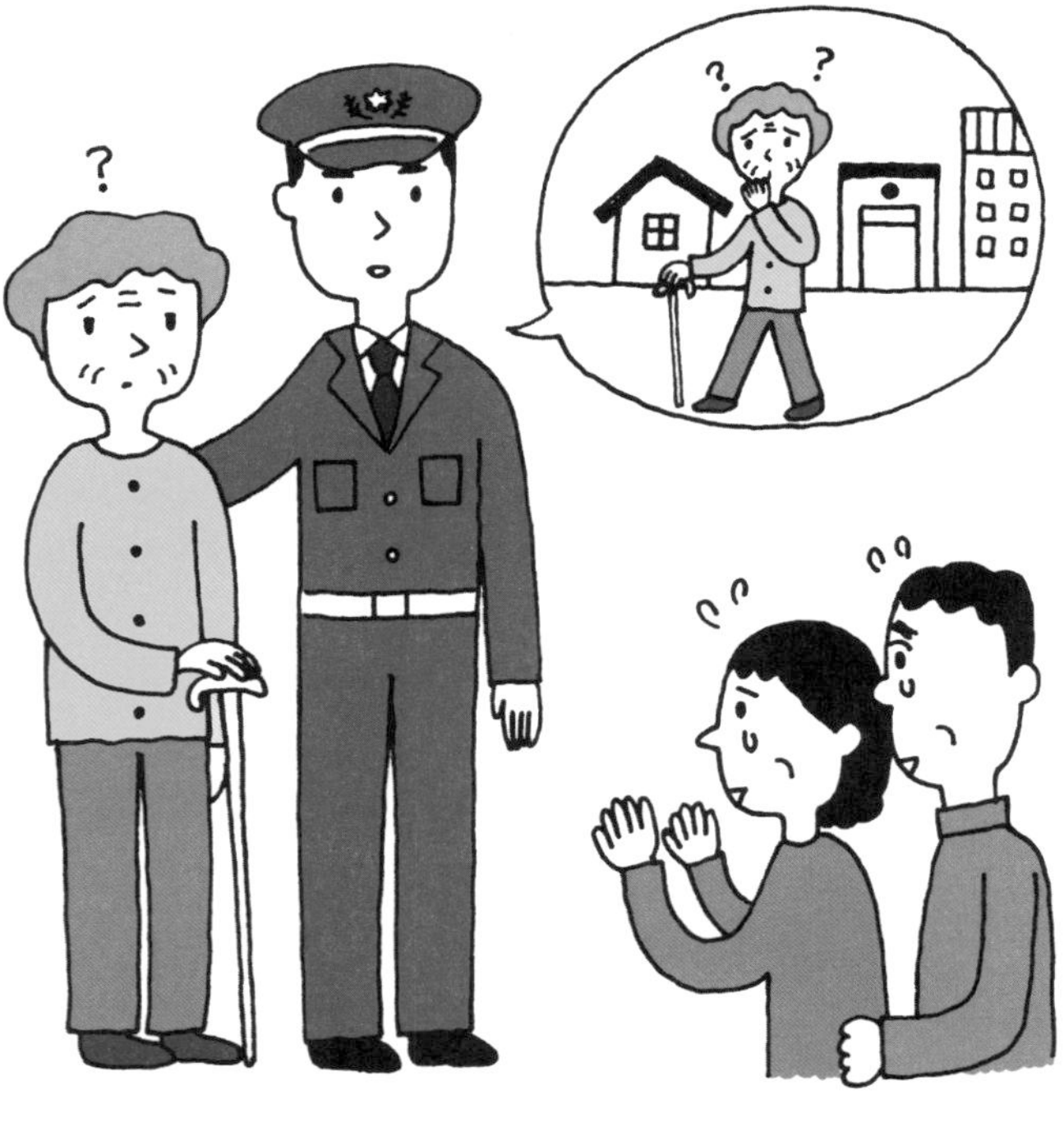

どうすればよい？

ついやってしまいがちな対応

- ●無断で外出したことをきつく叱る、怒る
- ●自宅から出ていけないように外から鍵をする
- ●終日家族が監視して外出させない

見守りの目を増やし、迷子になったときの対策をあらかじめ考えておきましょう。

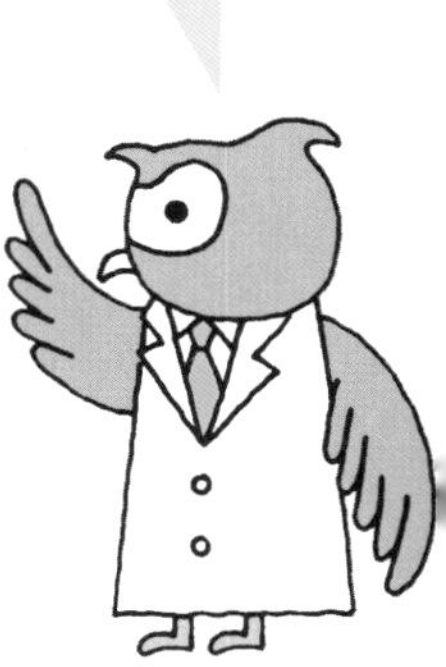

無断外出から迷子になる患者さんがみられます。迷子や徘徊《はいかい》を過去に起こした患者さんには見守りの目を増やす対策が重要になります。今後はひとりで外出をさせない、家族がいっしょに出かけることが原則になります。

しかしながら24時間いつも家族が見守りをできるわけではありません。また、患者さんが家族の同行を嫌がることもあります。

私の診ていた患者さんですが、アルツハイマー型認知症に進展している妻が、夫が歯磨きしているほんの数分の間に無断で出て行ってしまい、半日行方不明になったことがあります。ちょっとした隙間で患者さんは無断外出をしてしまうのです。

日中患者さんをひとりにさせないために、デイサービスやデイケアを利用することを考えます。利用時間帯は施設のスタッフが見守りをしてくれるので徘徊の心配はまずないでしょう。患者さんの名前と住所、連絡先の書いてあるプレートなどを衣服に縫い付けておく方法もあります。玄関や窓などは二重施錠にして患者さんが簡単に出られないように工夫をし、さらに玄関や扉が開くと警告音がなる装置を設置するのもよいでしょう。

症例 12

日々の生活の中で確認行動が多いので困っています。どう対応したらよいでしょうか？

デイサービス利用日に朝から迎えの時間を何回も確認してきます。「まだだよ」と伝えても玄関先で１時間前から待っています。ほかにも確認行動や言動が多く、そのたびに家族が対応するので疲れてしまいます。

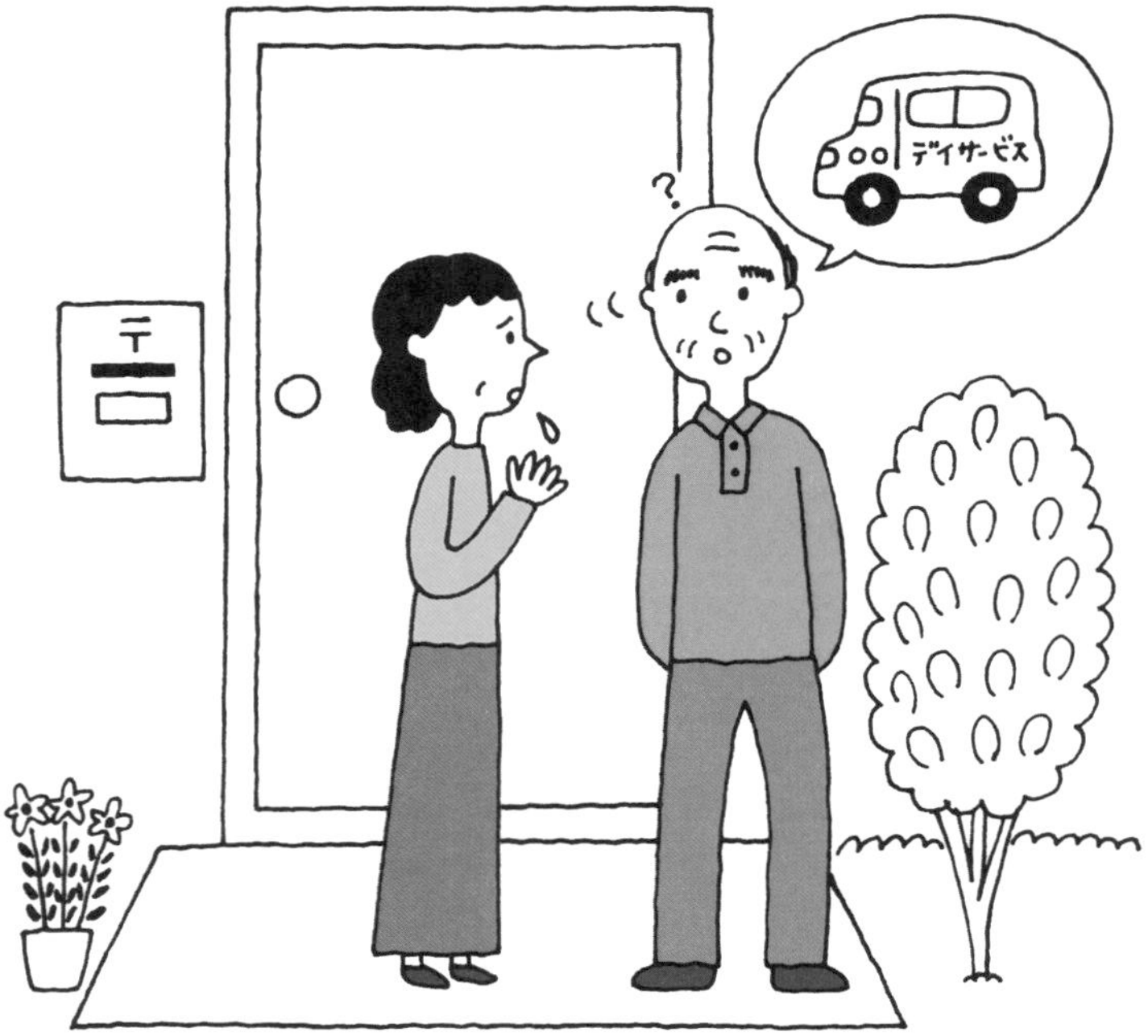

どうすればよい？

ついやってしまいがちな対応

- 「まだ約束の時間ではない」と言って患者さんを叱る、怒る
- 訴えを無視する、聞こえないふりをする
- 約束の時間を一度は伝えるがそれ以降は答えない

記憶障害のために不安となり何回も確認をして安心したいのです。

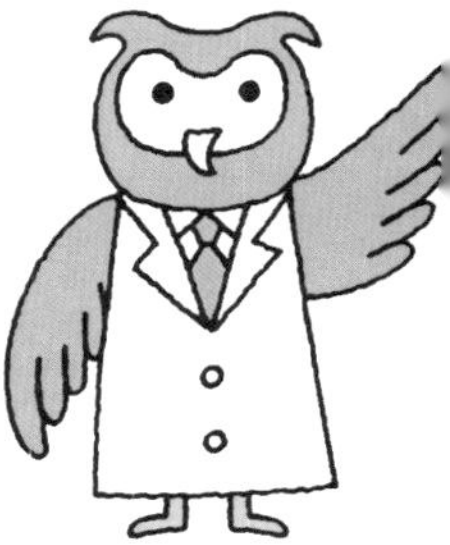

患者さんの心の中では、デイサービスに行くことは覚えているのですが、いつ、何時に行くのかがわからず不安になるのです。迎えの時間に遅刻したら困るなとの思いがあるのです。その不安から何回も聞いてくる確認行動が生じてきます。

ですから、患者さんが安心できる声かけや対応が必要になってきます。デイサービスの場合には迎えの時間が決まっているので難しいのですが、予定のある前日に翌日の予定を話すと、一般的に患者さんは、その日から落ち着かなくなります。そこで当日、予定の時間の少し前に時刻を告げるようにします。

デイサービスの迎えの場合には対応に困りますが、患者さんの関心を、迎えの時刻から別のことに向かうよう対応するとよいでしょう。たとえば、迎えの時刻を告げたあと、「居間で少しお茶でも飲んでゆっくりしましょう」などと伝えて患者さんの関心が別のことに向かうようにします。

アルツハイマー型認知症では、確認行動が多いことが特徴のひとつです。病気の進行にともない、記憶障害が進行・悪化していきます。一度言われた時刻や事柄を忘れてしまうのです。

症例 13

目的のない、意味のない行動がしばしばみられますがなぜでしょう？

自宅でタンスの中身を出したり入れたりの動作を何時間でもくり返しています。まったく意味がない行動だと思うのですが、その理由がわかりません。

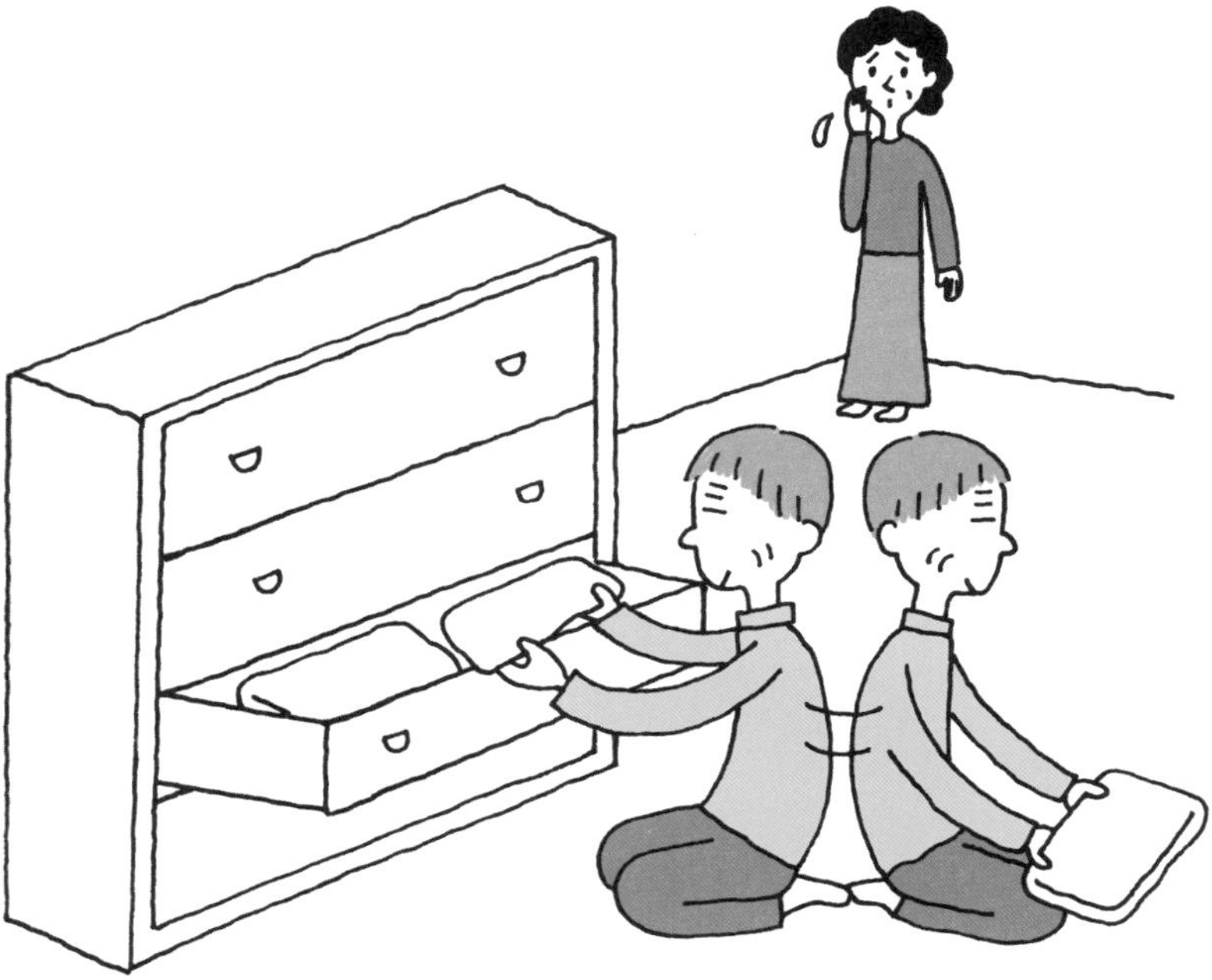

どうすればよい？

ついやってしまいがちな対応

- 「そのような無駄なことをするな！」と言って怒る
- おかしな行動をしていると言ってあざ笑う
- 何も言わずにその行動を無理やりやめさせる

まずは、患者さんの好きなようにさせてあげることが大切です。

家族や周囲の人々にとっては目的がない行動をしている、なぜこのような無意味な行動をするのだろうと疑問に思うことが多いのですが、せん妄や認知症が起こってくると無目的、無意味な行動をくり返すことがしばしばあります。

患者さんにとってはなにか目的がある、意味のある行動なのでしょうが、家族や周囲の人々にはその意図を理解できません。

取るべき対応はふたつです。まず、患者さんの好きなようにさせてあげることです。患者さんにとってなにか意味のある行動を家族が無理やりやめさせると怒り出してしまうかもしれません。あるいは、家族が自分のしていることを妨害する、いじめをうけていると思ってしまうかもしれません。患者さんが納得するまで、あるいは飽きるまで好きに行動してもらう対応でよいでしょう。タンスの中身の出し入れをくり返してもとくに困ることはないはずです。

もうひとつは患者さんがこだわっている行動から、注意をほかに向ける対応をすることです。「ちょっと買い物に行くのでいっしょに行きましょう」「いっしょに洗濯物を取り込みましょう」などと伝えて関心を別に向けていく対応もよいと思います。

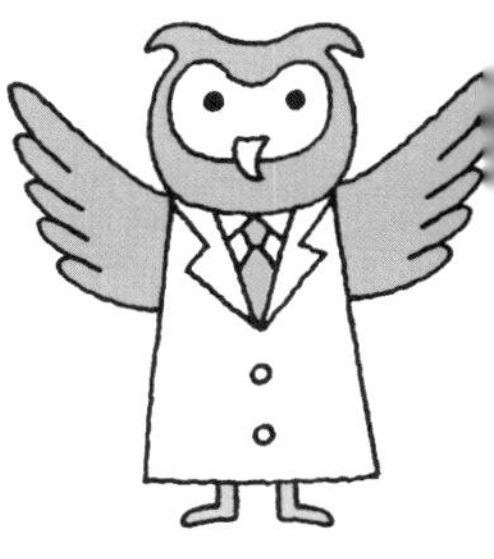

症例14

不安を訴えるので困っています。どうしたらよいでしょうか？

深夜に何回も「泥棒が入らないか心配だ」と訴えてきます。また、「体のあちこちがしびれる」といつも訴えるのですが、病院でみてもらっても体に問題はありません。

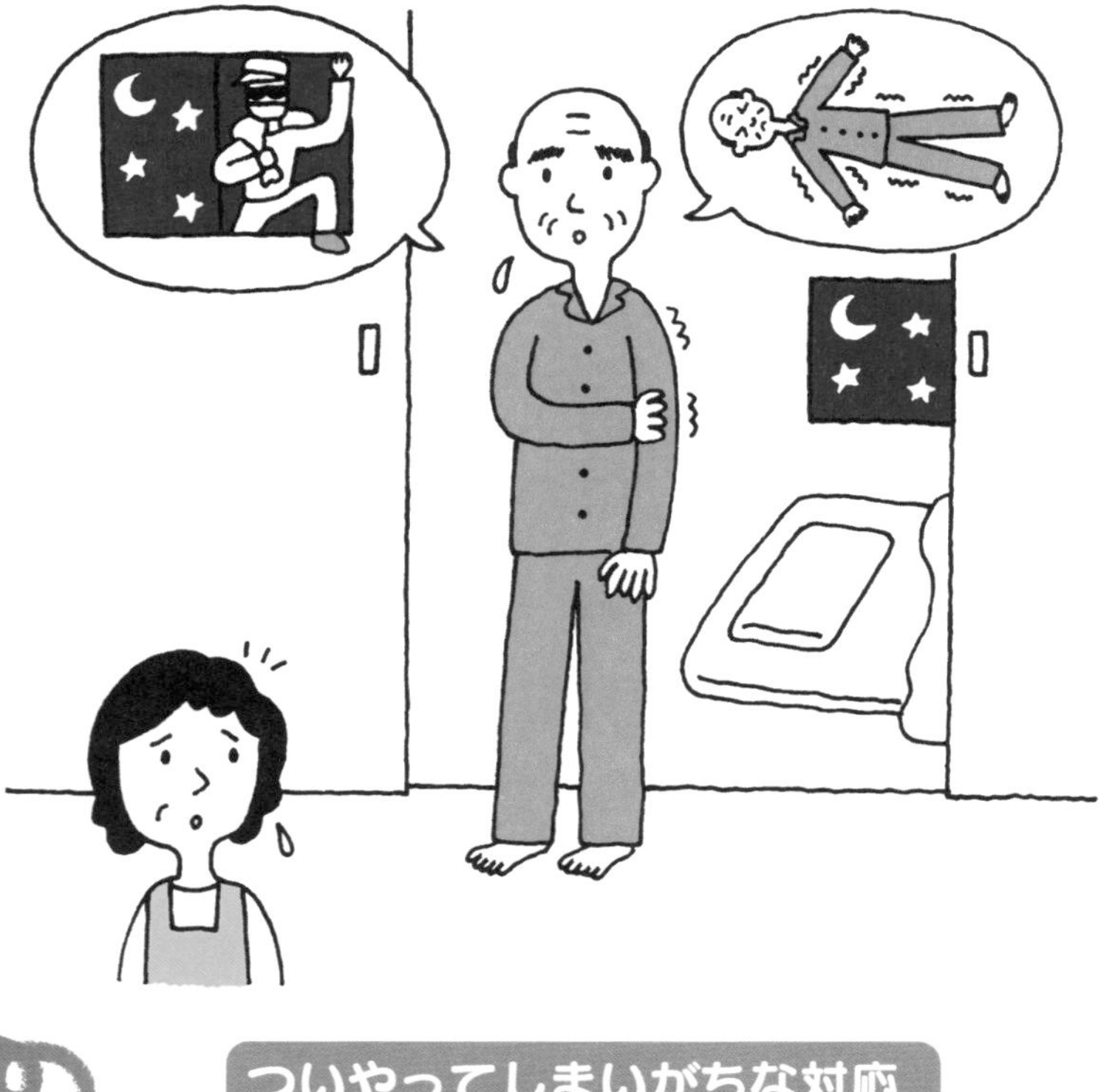

どうすればよい？

ついやってしまいがちな対応

- しかたないので放置する
- 「心配はいらない」と言って叱る
- 「夜中に変なことを言わないで」と言って怒る

患者さんは不安感を抱いているので、まずは安心できる環境づくりを考えます。

アルツハイマー型認知症やレビー小体型認知症でもよくみられますが、もの忘れ症状の背景には不安感が潜んでいることが多いのです。

とくにひとり暮らしの患者さんは、別居している子ども宅に頻繁《ひんぱん》に電話をかけたり、家族に多彩な訴えをすることから、家族はつい怒ったり無視したりする対応をしがちになります。

家族と同居している患者さんでも、夜ひとりで寝たり室内の電気を消したりすることをいやがることがあります。ひとりで寝ることや周囲が暗いのが不安でしかたがないのです。

最も大切な対応は、患者さんの訴えを共感しながら傾聴するなど、共感する姿勢を心がけることです。傾聴するだけではなく「気持ちをしっかり受け止めていますよ」とのメッセージを家族から患者さんに発信することも大切です。

家族が自分の気持ちを聞いてくれていると患者さんが感じるだけで、患者さんの不安感の軽減につながります。

不安感を訴えることが顕著になってきた独居患者さんの場合は、ひとり暮らしが限界にきている可能性が考えられます。患者さんとの同居あるいは適切な施設への入所を視野に入れた対応が必要になってきます。

症例 15

患者さんをつい怒ってしまう自分がいやになってしまいます。

優しくしようといつも思っているのですが、ついカッとなって患者さんを怒ってしまいます。怒ってはいけないと思っているのですが、カッとなる自分自身に嫌悪感をいつももっています。

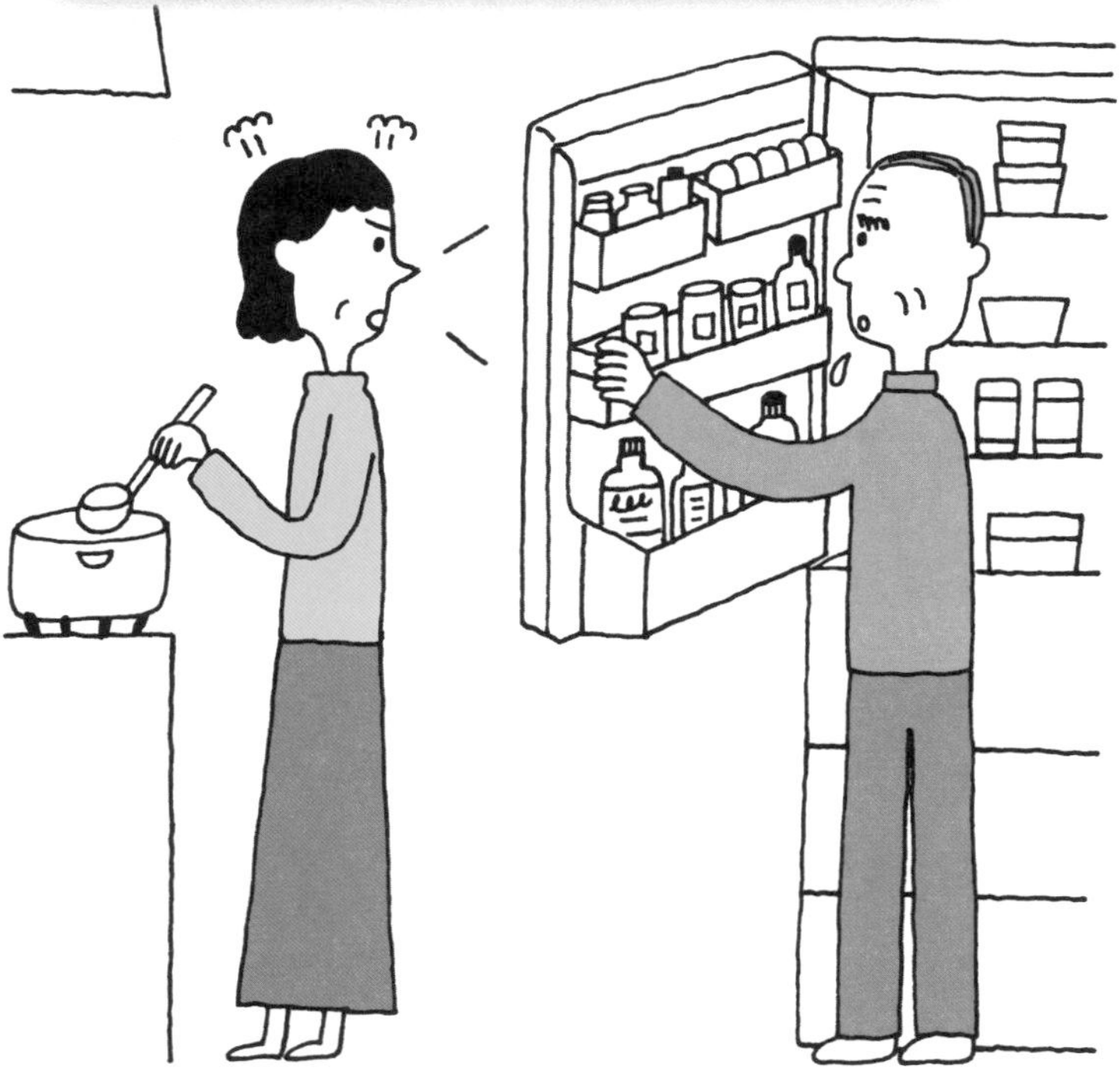

どうすればよい?

ついやってしまいがちな対応

- 患者さんについカッとなって怒ってしまう
- 誰にも相談できず、ひとりで介護を背負ってしまう
- ひとりの家族に介護をすべて任せてしまう

叱ったりするのはしかたのないことだと考えると少し気持ちが楽になります。

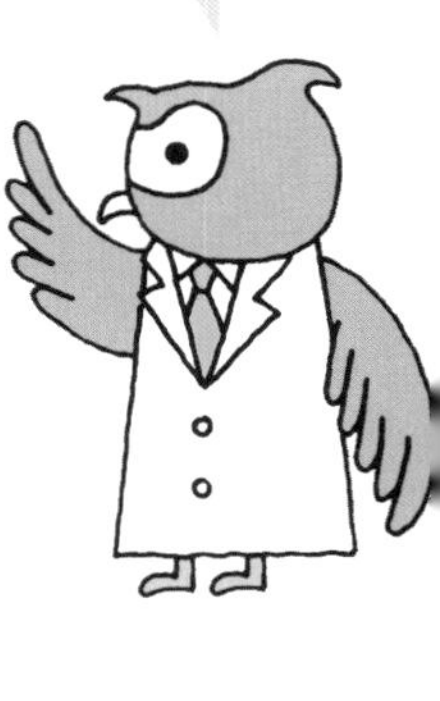

介護書の多くは患者さんを叱ったり怒ったりしてはいけないと書かれています。しかし、介護をする家族もまた感情をもったひとりの人間なのです。

患者さんの振る舞いや言いかたに我慢できず、つい感情を爆発させてしまうことは自然のなりゆきなのです。ですから、我慢ができないときは怒ったり叱ったりしてもよいのです。

ただし、理解しておきたいのは叱ったり怒ったりしても患者さんを囲む状況は改善しないことです。叱ったことで患者さんがそれを直してくれることはまずありません。怒ったことで逆に患者さんが反撃してくるかもしれません。

家族の介護ストレスを患者さん以外の人や場所で発散する方法を考えていきましょう。

近隣に介護家族の交流会や相談する場所があれば、それに参加をしてほかの家族と語り合うのもよいでしょう。

また、少しの間、患者さんをほかの家族に預かってもらったり、ショートステイを利用したりしながら、直接介護をする家族の負担が少しでも軽くなる方法を、家族や周囲の人々みんなで考えていきたいものです。

症例 16

必要な薬を飲んでくれないので困っています。

「自分は病気ではないから薬はいらない」「飲みたくない」「すでに病気は治っているから薬は必要ない」と言い張り、薬を飲んでくれません。大切な薬なのでなんとか服薬させたいと思うのですが、どうしたらよいでしょうか？

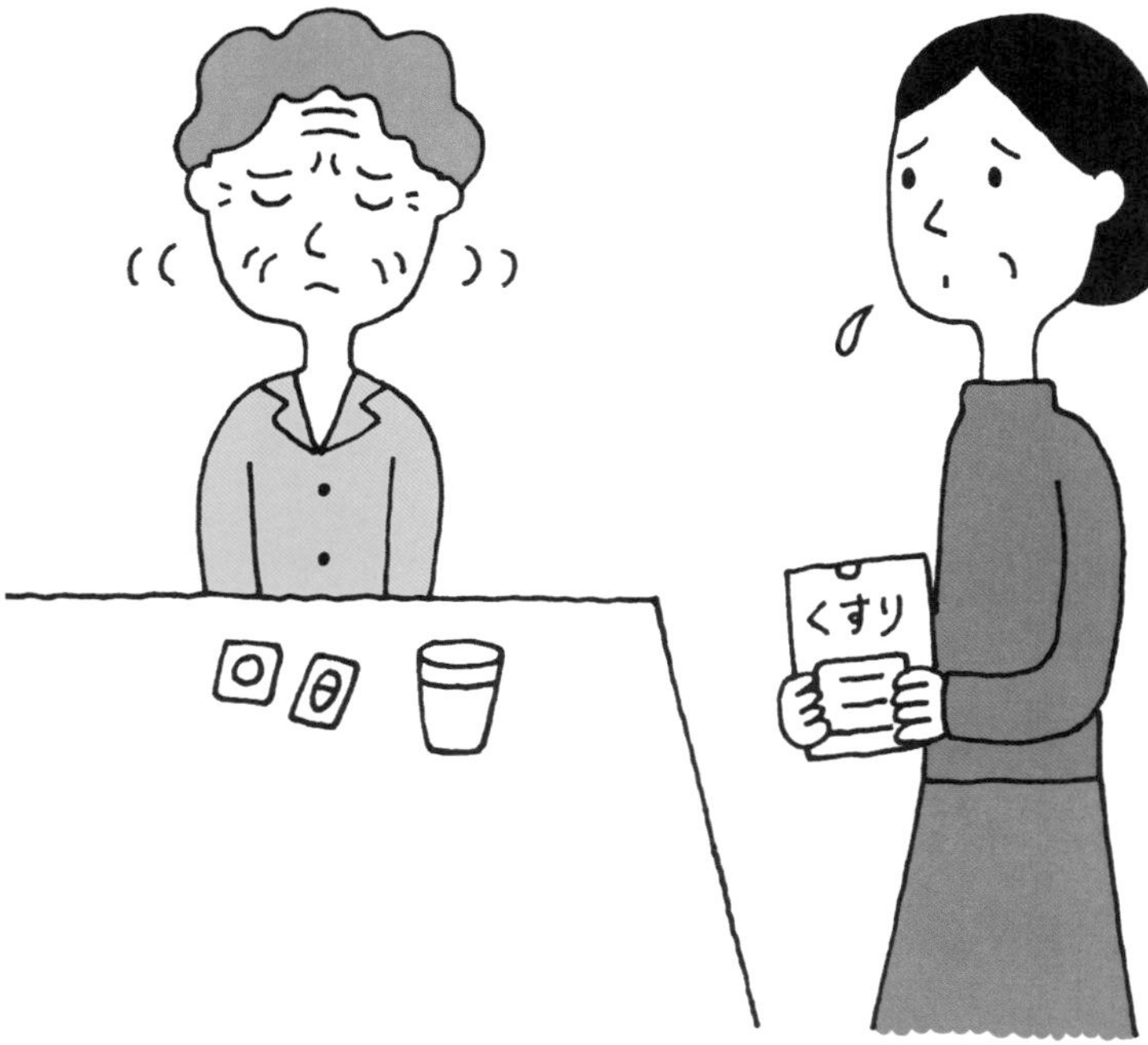

どうすればよい？

ついやってしまいがちな対応

- 高圧的な態度で服薬の必要性を述べて、薬を飲ませようとする
- 力づくで薬を飲ませる
- しかたがないと考えて、服薬をあきらめてしまう

「できる範囲で服薬してくれるだけで十分」と考えるようにしたいものです。

ごく一部の患者さんでは、服薬を頑強に拒否する場合がみられます。とくに自分は病気ではないと確信している患者さんや、すべてにわたって拒否的な患者さんで薬の拒否がみられることが少なくありません。

まず、主治医から服薬の必要性を患者さんに直接説明してもらうと、納得して服薬をしてくれることが多いようです。医師の言うことならば、患者さんは比較的素直に聞き入れてくれるからです。家族や主治医が説明しても直ちに受け入れない患者さんの場合、少し時間（たとえば1、2カ月後）をおいて、再度服薬を勧めるとうまくいくことがあります。

完璧な服薬を目指す必要はありません。患者さんが機嫌のよいときに服薬してくれればよいとの気持ちで対応すると家族のストレス軽減につながります。週に3、4回でも服薬してくれればよいではありませんか。

倫理的な観点からは決して望ましい手段ではありませんが、家族が粉末、あるいは液剤をご飯やみそ汁に混ぜて飲ませているという場合もあります。介護負担からやむを得ずという場合以外は、少しおおらかな気持ちで、できる範囲で服用できるように援助しましょう。

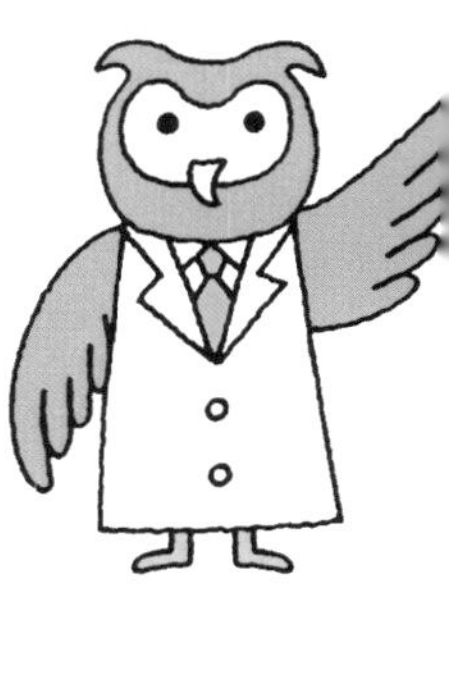

症例 17

昼間はおとなしいのですが、夜になると暴力行為などがみられ困っています。

昼間はウトウトして寝ていることが多いのですが、夜中に自宅内を歩き回って、杖を振り回したりします。孫がなだめようとすると、噛《か》みつく行動がみられます。昼と夜の顔がまったく違うのです。

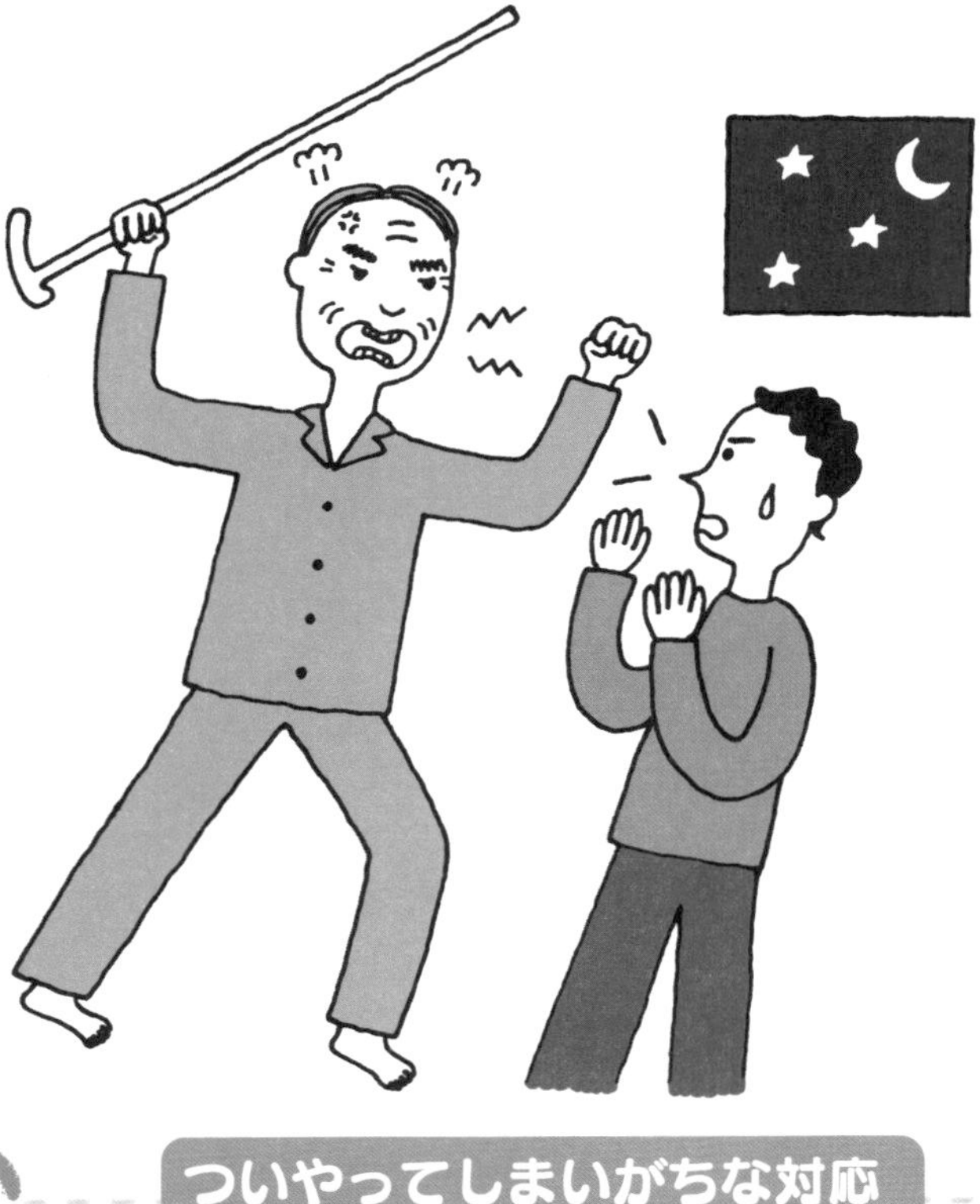

どうすればよい？

ついやってしまいがちな対応

- 無理やり寝かせようとする
- 医師に睡眠薬を出してもらうようすぐに依頼する

日中覚醒《かくせい》、夜間良眠のパターンを確立する手立てを考えます。

夜間せん妄の状態はよくみられることです。昼間は静かに過ごしているのに、夜になると暴れたり、大声を出したりするのです。

日中の身体的な状況（緩徐で不安定な歩行、不穏《ふおん》、傾眠《けいみん》）からは想像できないほど夜間の行動障害（杖を振り回す、噛みつくなど）が目立ち、家族が困惑することもあります。

対策としては、デイサービスやデイケアを積極的に利用して、なるべく日中は起こしておくことです。

日中体力を使うことで、夜間の睡眠を確保できることが多いのです。デイサービスのない日は家族が外に連れ出すなどの他動的な働きかけも大切です。

すでに昼夜逆転を起こしてしまった場合には、医師に夜間の睡眠を確保できる薬剤を依頼することもしかたのないことですが、本来はまず、睡眠覚醒《かくせい》のリズムを壊さない工夫をすることが重要なのです。

また、認知症患者さんの場合は、意欲の低下から日中寝てしまうことが多いのでそうさせないためにも、日中のデイサービス利用などは有効な方法です。

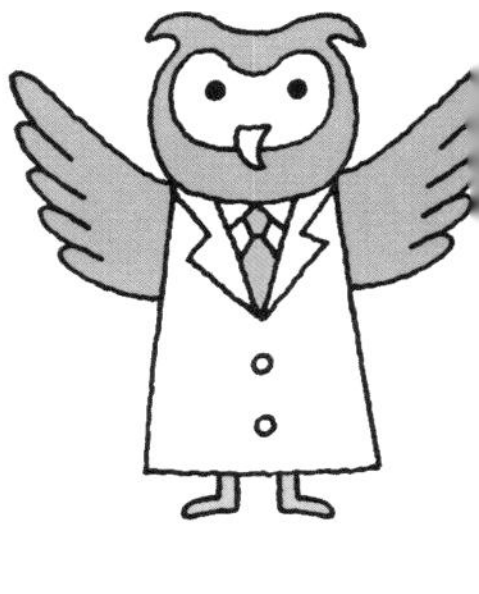

症例 18

患者さんができないことに家族が細々注意をしてしまい諍《いさか》いになっています。

本人自身はなんでも自分でできると思っているのですが、実際にはできないことが多く、夫がそれをいちいち注意するのでいつもケンカばかりしています。

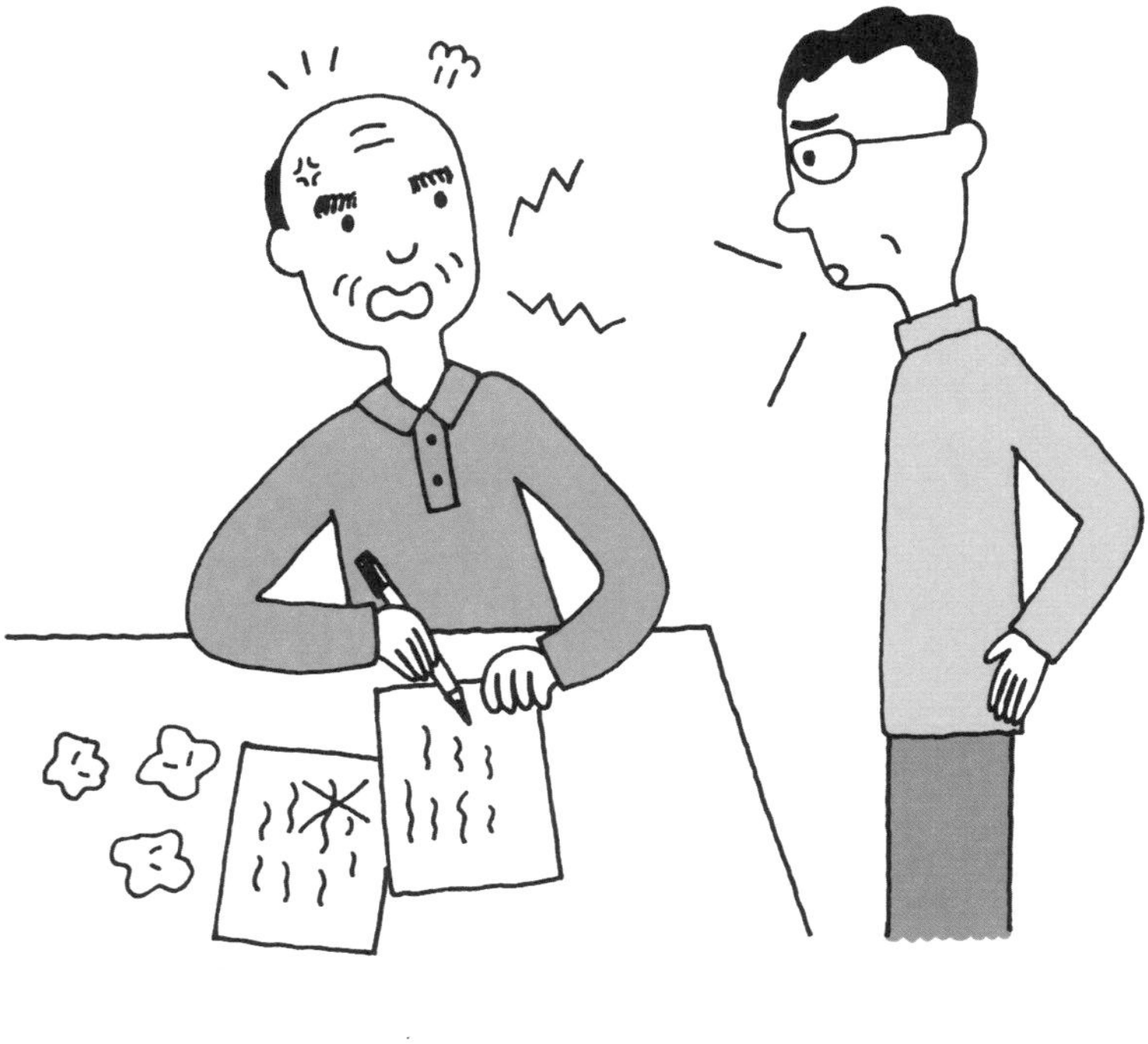

どうすればよい？

ついやってしまいがちな対応

- できないことに対して周囲が細々注意する、叱る
- 「どうせできないのだから」と言って、なんでも家族がしてしまう

できないことを注意するのでなく、家族がいっしょに行い、細かいことを言わないようにしましょう。

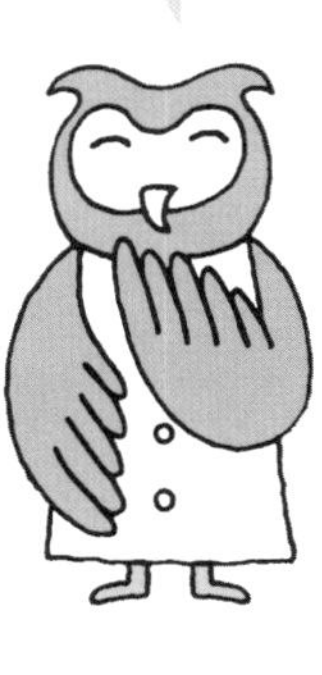

「今までできていたのだから今もできる、やれる」と家族は思い込んでしまいがちです。でも、患者さんはそのことをできなくなっている状態なのです。そこを理解できないと、患者さんの行動にいちいち家族が口出しをしてしまい、両者で諍《いさか》いになることが多いのです。

患者さんができなくなってきたことを家族がアドバイスをしたり、いっしょになって行うようにします。

患者さんの失敗や間違いを注意したり、なじったりせず、見逃してあげる対応も必要です。あとで家族が患者さんの失敗や間違いを手直しすればよいのです。患者さんの行動や言動を一から十まで細々干渉せず、患者さんの好きなようにさせてあげましょう。

患者さんは自分ではきちんとできていると思っています。その思いを尊重し、周囲から見守りをしながら必要最小限のアドバイスや手出しにとどめておきます。

もうひとつ大切なのは、できないこと、しないことをきちんと見極めることです。できないのではなく自分からしない場合もあります。そのときには、行動を開始するよう促す対応が求められるのです。

症例 19

家族の言うことを聞いてくれないので困っています。

やらないでよいと伝えていることをいつも行うので困っています。必要なことを伝えても何もしてくれません。どうして家族の言うことを聞いてくれないのか不思議でなりません。

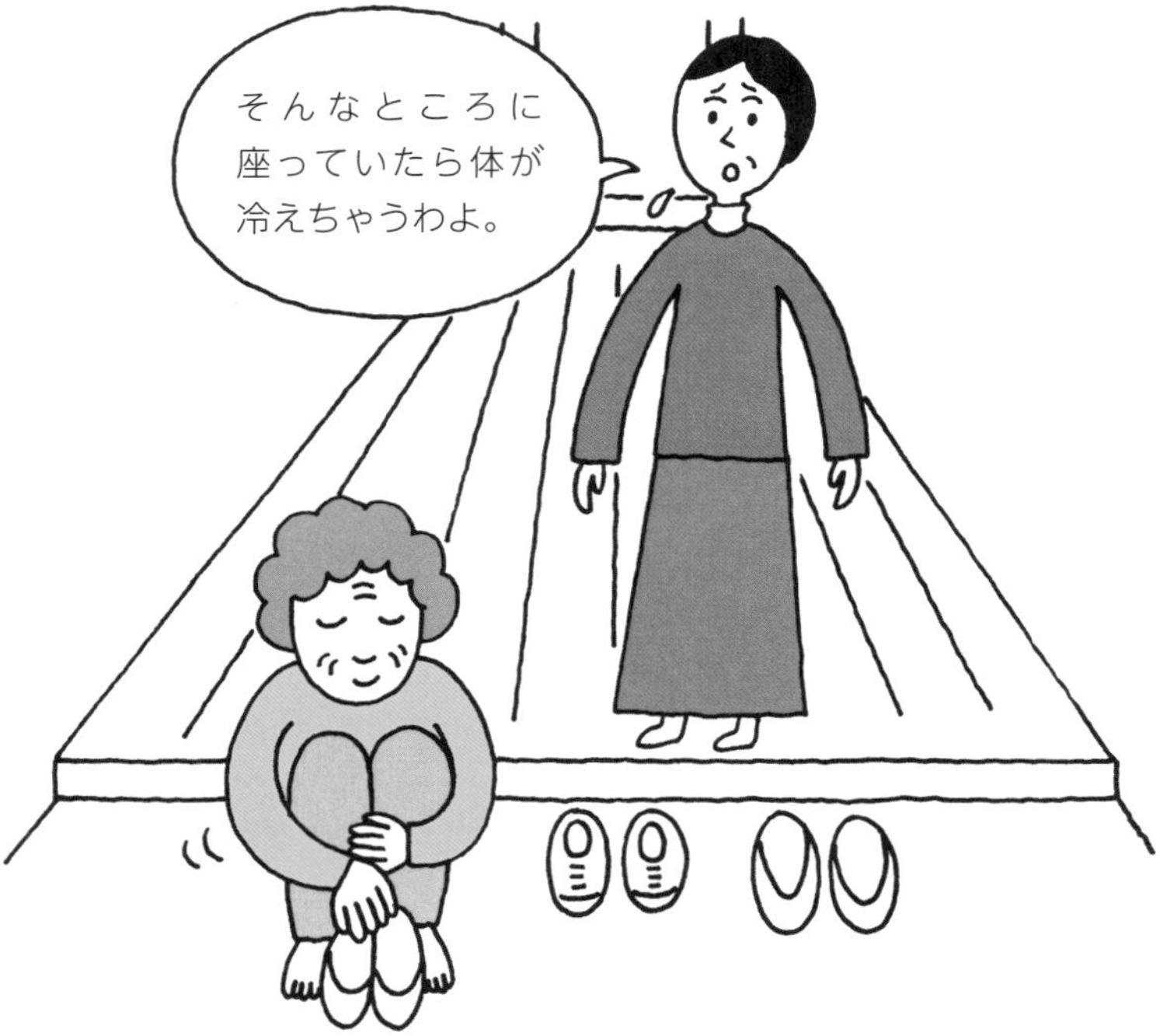
そんなところに座っていたら体が冷えちゃうわよ。

どうすればよい？

ついやってしまいがちな対応

- 強い口調で家族の言うことに従うように強制する
- 聞いてくれないのだから今後は無視をする
- 患者さんをだましてある事柄をさせる

患者さんの思いを尊重し、好きなようにさせてあげることも考えてみてください。

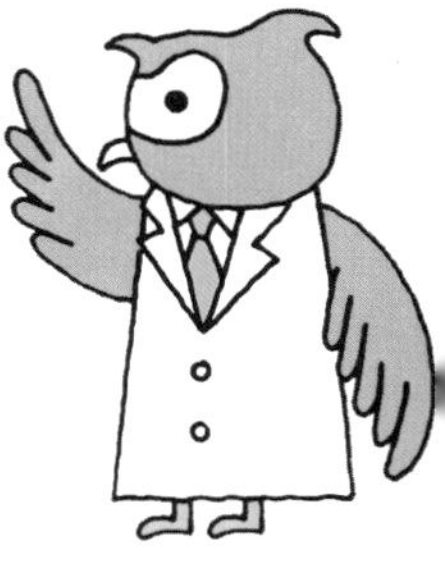

家族は患者さんのためにと思っていろいろなことをアドバイスするのですが、患者さんがそれを受け入れない、聞き入れてくれない場合も少なくありません。そのようなとき、家族や周囲の人々が強い口調で強制したり咎《とが》めたりすることがあるでしょう。あるいはだまして患者さんにそれをさせることがあるかもしれません。

しかし、これらの対応はますます患者さんを頑固にさせ、逆に周囲に攻撃性を向けたりする原因になってきます。患者さんなりになにか思うところがあって聞き入れないのかもしれません。患者さんはそれを今はしたくないのかもしれません。家族がしてほしいことがあっても、しばらくは患者さんに好きなようにしてもらう対応を考えてみたらどうでしょうか。しばらくは患者さんの思うようにしてもらい、後日再び家族から働きかけをするとすんなり受け入れてくれる場合もあります。

しばらく待つことは家族にとってつらいことかもしれませんが、現在解決しづらい問題を無理に解決しようとすると必ずひずみが出てきます。介護はマラソンのように時間がかかるものです。焦らず、あきらめずに、時間をかけた介護を心がけるようにしたいものです。

症例 20

入浴をいやがる、拒否することが多くなってきました。どうしたらよいでしょうか？

アルツハイマー型認知症と診断を受け３年経ちますが、最近自宅で入浴をしなくなりました。家族がしつこく勧めるのですが言い訳ばかりして入浴しません。入浴するようしつこく言うと怒り出してしまうのです。

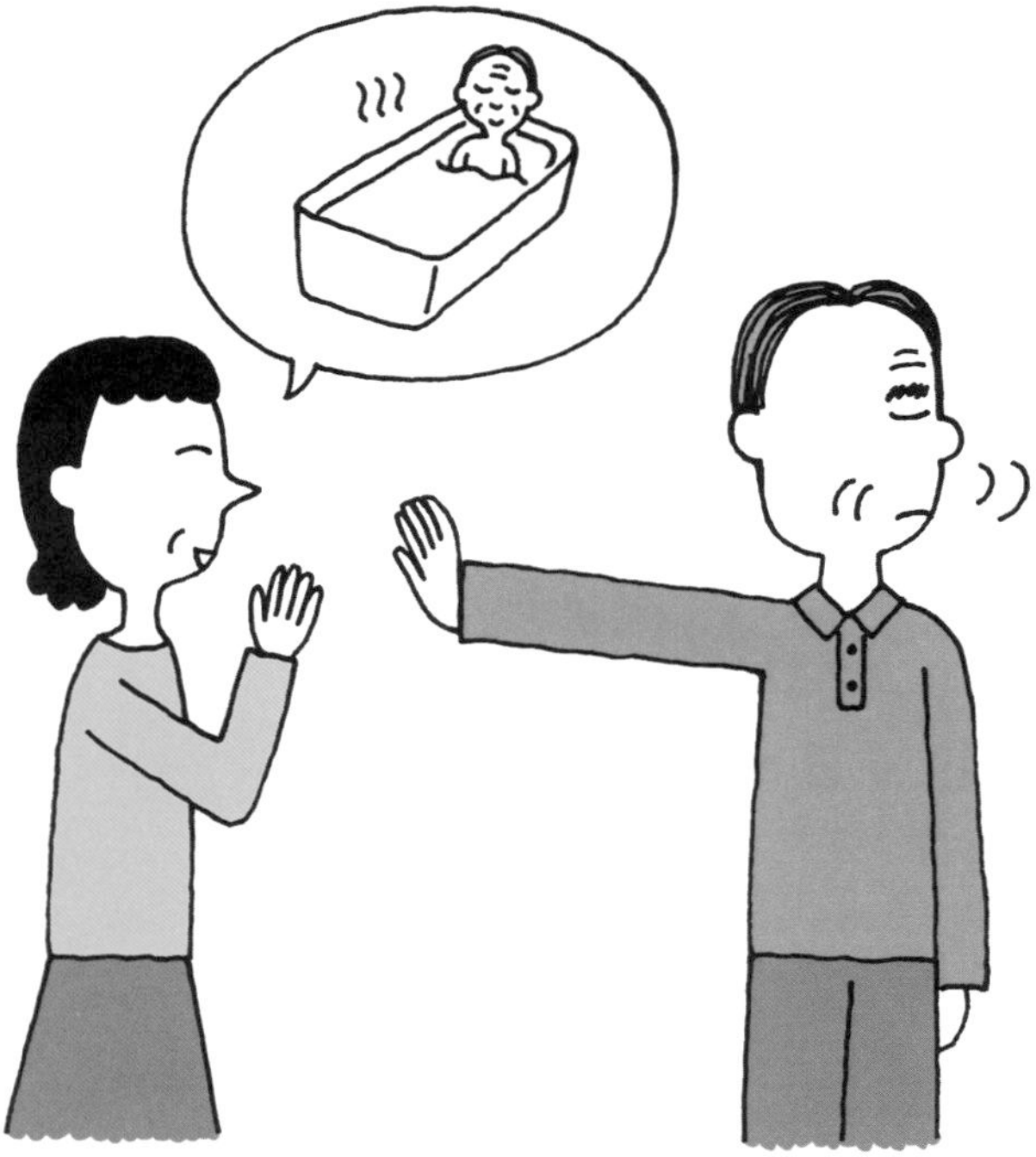

どうすればよい？

ついやってしまいがちな対応

- 強制的に衣服を脱がせて無理やり入浴させる
- 患者さんの好きにさせる

介護施設での入浴を考えてみましょう。「週1回の入浴でもよい」と考えるようにしたいものです。

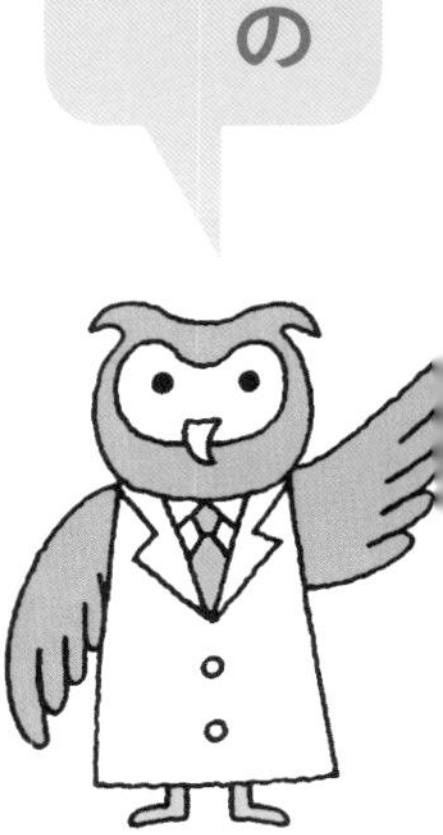

患者さんによっては「そんなに入浴する必要はない」「自分は毎日入浴する習慣がない」など言い訳をして入浴しないことがあります。しかし、デイサービスやショートステイでは比較的素直に入浴してくれる場合が多いようです。自宅での入浴をいやがる患者さんには介護施設での入浴を試みてみましょう。

デイサービスを週4回利用しているならば、そのつど入浴サービスを受けることが可能になります。介護に熟練したスタッフならば上手に入浴を促してくれるはずです。患者さんと親しい知人から銭湯などに誘ってもらうと結構素直に出かけることも多いと思います。毎日入浴させて清潔を保ちたいとの家族の思いは理解できますが、週1回でも介護施設で入浴をしてくればよいとの気持ちをもてると、家族のストレスは軽減します。

自宅で入浴をしていると思っていても湯船に入らない、体や頭を洗わない患者さんがみられます。たまには浴室を覗いて患者さんが体や頭を実際に洗っているのか確かめることを忘れないようにしてください。力づくで入浴させようとすると思わぬけがを負わせてしまう危険があります。避けたほうがよいでしょう。

症例 21

デイサービスの利用をいやがるので困っています。どうしたら利用を開始できるのでしょうか？

“デイサービス”という言葉を聞くだけで本人が拒否的になり、デイサービスの利用をいやがるので困っています。なんとかデイサービスを利用してほしいと思っています。

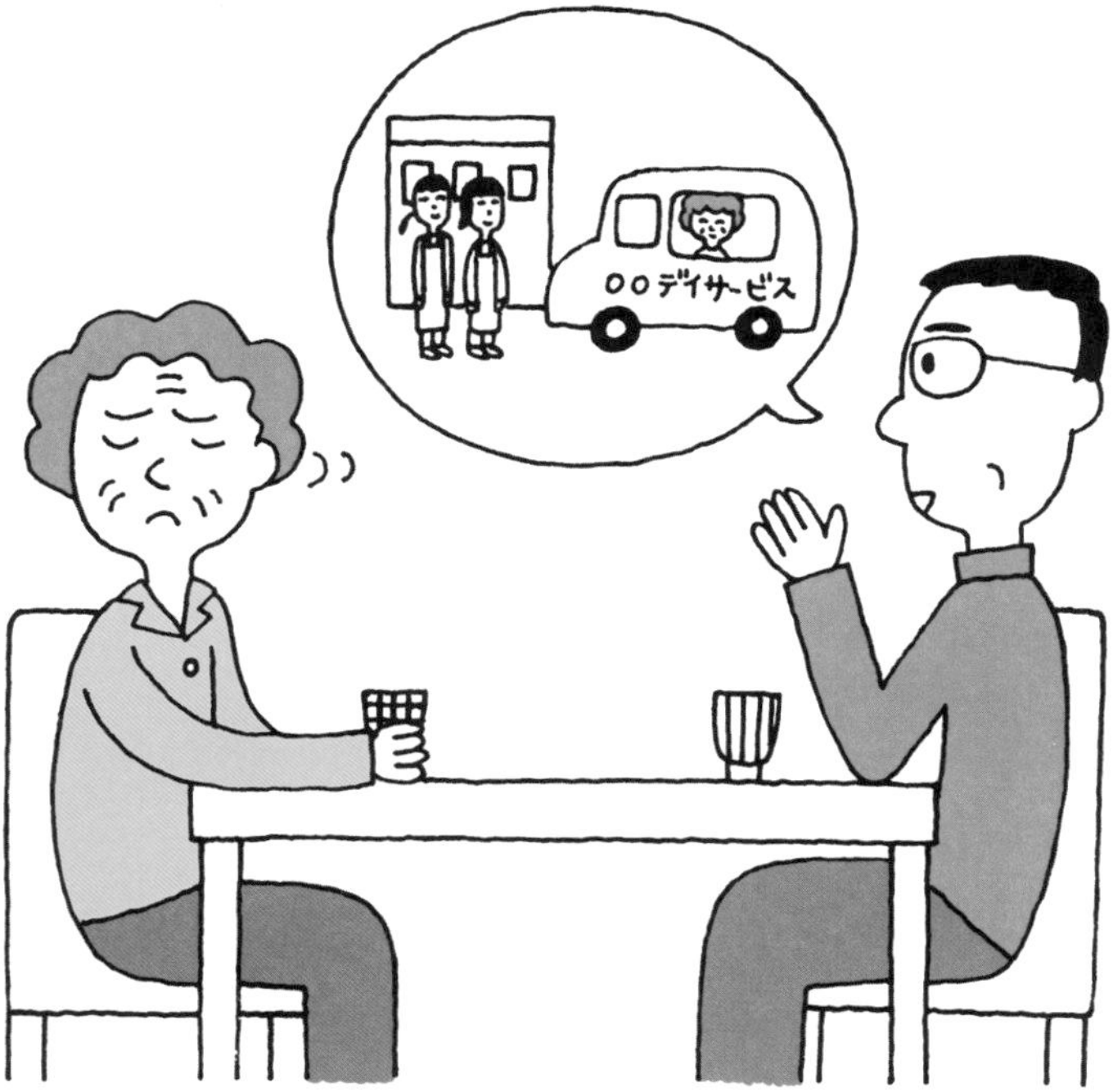

どうすればよい？

ついやってしまいがちな対応

- 高圧的な言い方で利用を勧め、強引に利用させる
- だまして施設に連れ出して利用させる
- しかたがないので利用をあきらめる

患者さんの気持ちを第一に考えながら利用を勧める方法を考えます。

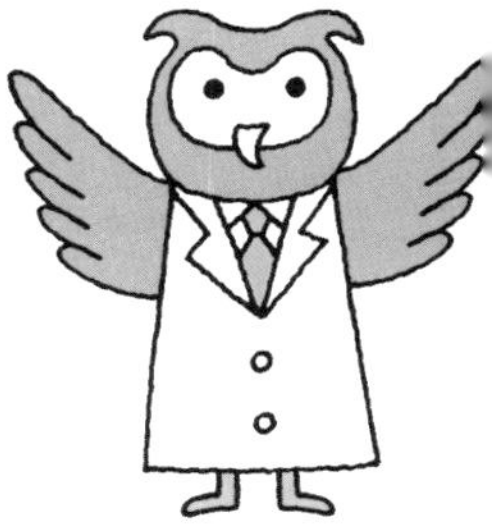

認知症と診断を受けると、医師からデイサービスなどの利用を勧められるのですが、患者さんによってはその利用をいやがることがあります。まず考えてほしいことは、なぜ患者さんがデイサービスをいやがっているのかです。下の図13にデイサービス利用をいやがるいくつかの理由を示しています。

いやがる理由によって、勧め方は異なってきます。

❶患者さんが信頼している主治医からデイサービスの利用を勧めてもらうと、利用して

【図13】患者さんがデイサービスやデイケア利用をいやがる理由

- 自分は病気ではないからそんな所には行きたくない、行く必要はない
- 今はなにも困っていないので利用するつもりはない
- 自分は他にいろいろしているので利用する暇がない
- 人と話すのが苦手だし、大勢の人と交流したくない
- 家で自分の好きなことをしていたい
- 年寄りが多い場所には行きたくない
- 施設で近所の知り合いと会いたくない
- 自分がいないときに配偶者が浮気をするかもしれない

くれる患者さんがみられます。他人であり、信頼している医師の勧めならば、素直に聞き入れてくれることが少なくありません。

❷息子や娘の言うことは聞き入れてくれない患者さんでも、かわいい孫娘が勧めるとすんなり利用を受け入れてくれるという場合があります。患者さんが信頼をしている、あるいは愛情を注いでいる家族から勧めてもらうことを考えます。

❸「まずお試しで利用してみたらどうか」と言って、デイサービスの利用を勧めます。「いやなら利用しなくてもよいから」と伝え、お試しをしてみます。利用開始前はいやがっていた患者さんでも、一度利用してみると楽しいと感じてその後スムーズに利用してくれる場合があります。

❹患者さんの性格に合うデイサービス施設をみつけるようにします。たとえば、将棋が好きな患者さんには、将棋やその他のゲームを行っている施設を探します。人付き合いがあまり得意ではない患者さんには、少人数の施設を、おしゃべりが好きな患者さんには大勢の利用者がいるにぎやかな施設を選びます。

❺自分は病気ではないと思っている患者さんには、介護施設でのお手伝いをしてもらうとの名目で利用をしていきます。施設側に、患者さんに何か仕事を与えてもらうよう頼んでおきます。

❻どうしてもいやがる患者さんには、まず訪問ヘルパーの利用を勧めます。しばらく話し相

手になってもらい、信頼関係を築いてからその人よりデイサービスの利用を勧めてもらう方法もあります。

患者さんがデイサービス利用をそのときはいやがっていても、患者さんの気持ちが変化していくことがあるので、気長に周囲から利用を勧めるようしていきます。

高圧的な態度でデイサービス利用を勧めたり、だまして施設に連れ出したりする対応は不適切です。そのような対応をすると、その後の患者さんと家族の信頼関係が損なわれて介護が破綻する可能性が高いといえます。

もうひとつ忘れてはならないことは、デイサービスやデイケアの利用に、家族があまり固執しないほうがよい場合もあることです。

病気になる前から集団での生活をいやがる、あるいは不得手な患者さんもいます。なんでもデイサービスやデイケア利用が必要と考えず、患者さんの病前の生活様式や性格などを考慮して柔軟に対応をしていきたいものです。

デイサービスや、デイケア利用至上主義になってはなりません。患者さんの思いを最も基本とした対応をしていきたいものです。

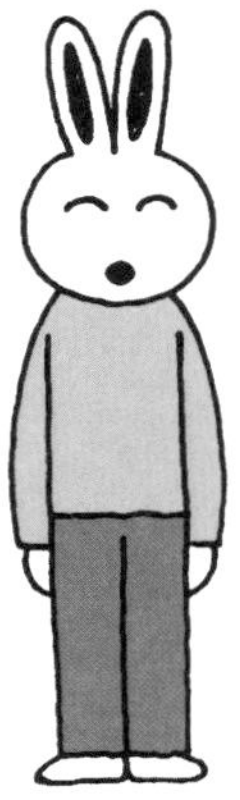

症例 22

家族を罵倒《ばとう》することが多いのに他人には愛想がよいのです。この差を理解できません。

家族に対しては「自分の財産をねらっている、盗人だ！」などと罵詈雑言《ばりぞうごん》がひどいのに、他人にはとても愛想がよいのです。肉親に対する態度と他人に対する態度がまったく異なるのが理解できません。

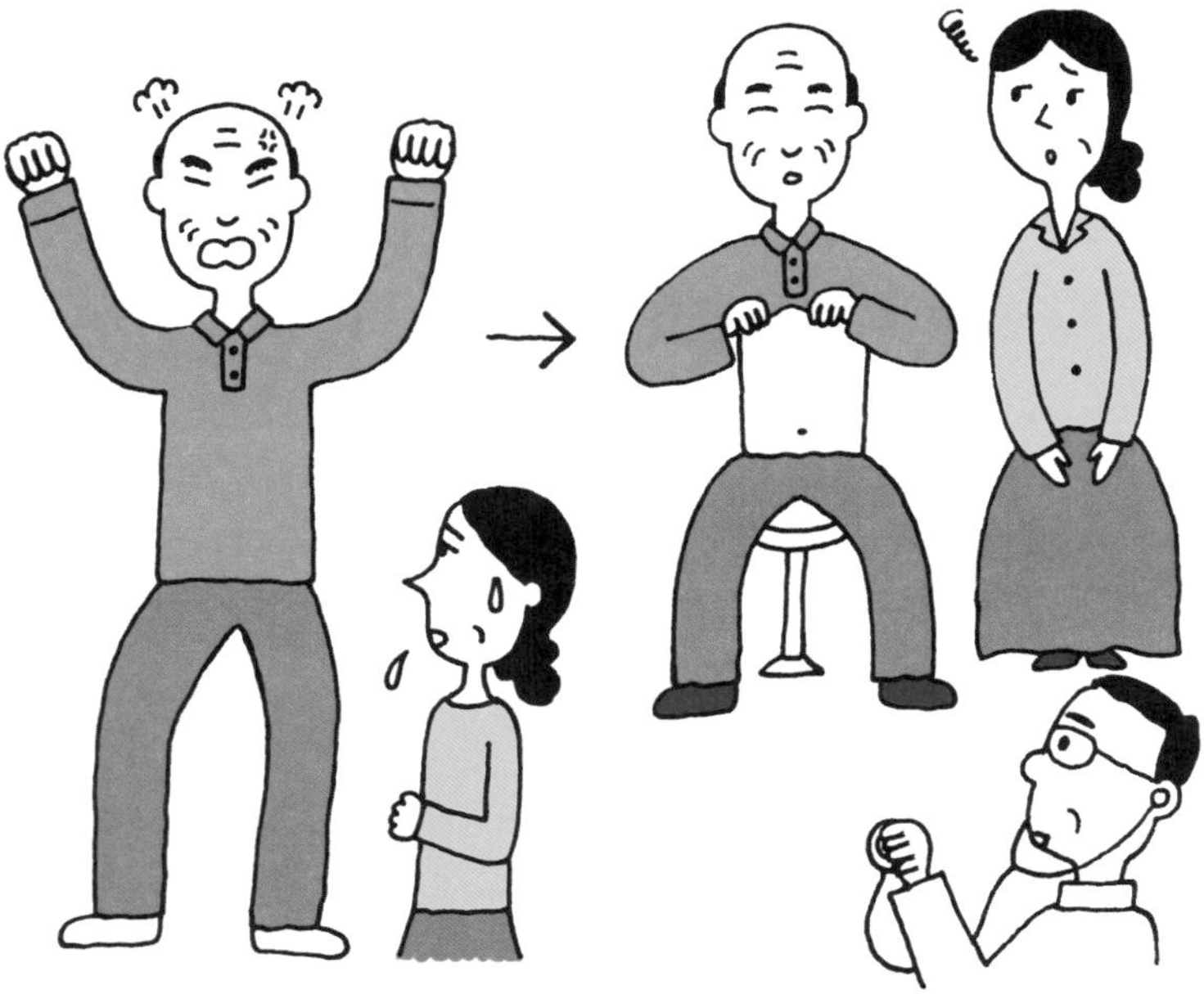

どうすればよい？

ついやってしまいがちな対応

- 患者さんの罵倒に対して、家族が感情的な対応をする
- 患者さんには二面性があると考え、軽蔑する
- 性格だからしかたがないと考え、無視をする

認知症患者さんは外面がよく、取り繕《つくろ》いが上手なことを理解し対応を考えていきましょう。

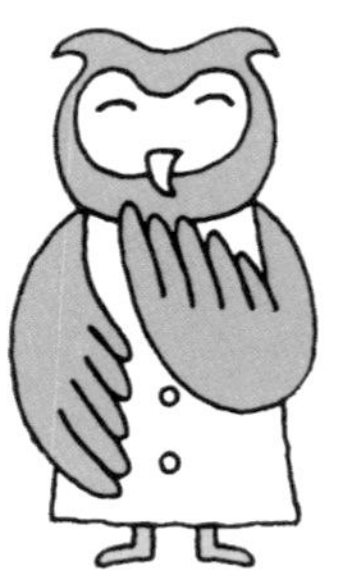

認知症に罹患《りかん》した患者さんの態度や言動が、相手によって異なることをしばしば経験します。アルツハイマー型認知症の特徴のひとつに他人に対して愛想がよい、外面がよい、取り繕いがうまいことが挙げられます。

家族に対して暴言を吐く、攻撃的な言動の目立つ患者さんが、隣人に対して愛想のよいおとなしい人物として振る舞うことは少なくありません。そのギャップを理解したうえで対応を考えていくようにします。このギャップを理解できると「しかたがないな、では少し我慢してみるか」という気持ちになるかもしれません。

ギャップを理解できるが、それでも患者さんの言動や振る舞いには我慢ができない場合もあるでしょう。実行可能なことは患者さんと家族の間で物理的な距離を置くことです。

たとえば、日中は毎日デイサービスに行ってもらいます。外面がよいので施設で上手に過ごしてくれるはずです。自宅にいるときに同居家族以外の第3者が患者さんといっしょにいる時間や機会をつくれるとよいのですが、その対策は難しいかもしれません。このような状態はいつまでも続くわけではないので、しばらく我慢していくことが必要かもしれません。

症例 23

年金を数日で使ってしまい、お金の管理を本人ができません。今後どうしたらよいでしょうか？

数日前に下ろした年金がもうないと訴えます。本人に聞いても何に使ったのかもわからず、困っています。最近、お金の取り扱いができなくなってきているようです。

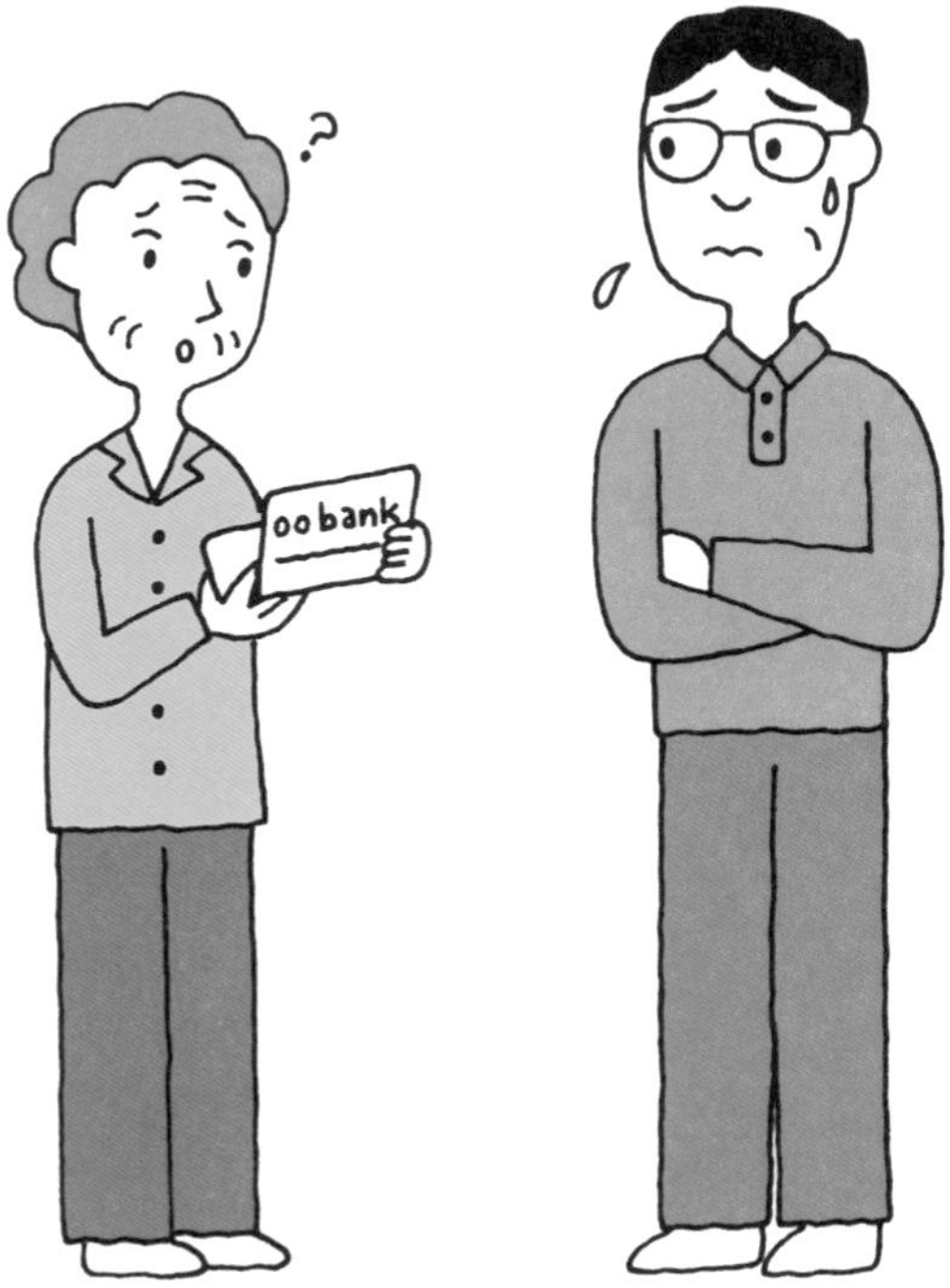

どうすればよい？

ついやってしまいがちな対応

- 通帳を無理やり取り上げて、お金の管理をさせない
- 本人の財産だからと、患者さんの好きにさせておく

金銭の使いみちがわからなくなったら家族が金銭の管理をしましょう。

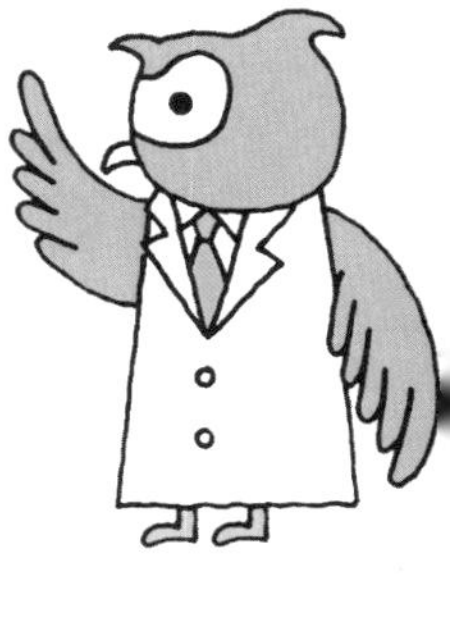

アルツハイマー型認知症は、進行すると金銭の管理ができなくなってきます。下ろした年金が数日で消えてしまうのは、患者さん本人が金銭管理をできなくなってきた証拠です。家族が金銭管理に関わるべき時期にきています。

患者さんと家族が話し合い、患者さんに納得してもらったうえで、通帳などを家族が預かるようにします。患者さんが預けるのを拒んだときに、家族が無理やり通帳を取り上げるのはあまりよい手ではありません。家族に通帳を盗られたと、もの盗られ妄想に発展する可能性があるからです。時間をかけた話し合いを冷静に行い、患者さんに納得してもらうことが重要です。

主治医から家族に通帳を預けるように指導してもらうのもよいと思います。患者さんによっては、わりと素直に受け入れてくれることもあります。

患者さんにお金を渡す際には、大金を一度に渡さず必要な金額だけ渡すようにします。患者さんはお金を何らかの目的で使うよりも、家の中のどこかにしまい忘れていることが多いようです。患者さんがどうしても通帳を渡さないときにはしばらく経過をみて、説得しながら渡してもらえる日を気長に待つようにします。

●著者

川畑 信也（かわばた のぶや）

八千代病院神経内科部長、愛知県認知症疾患医療センター長。昭和大学大学院（生理系生化学専攻）修了後、国立循環器病センター内科脳血管部門、秋田県立脳血管研究センター神経内科を経て、2008年八千代病院神経内科部長、2013年愛知県認知症疾患医療センター長兼任。1996年から認知症の早期診断と介護を目的に「もの忘れ外来」を開設し、現在までに8,000名を超える患者さんの診療を行ってきている。2015年から愛知県公安委員会認定医（運転免許臨時適性検査）、2016年4月から愛知県安城市認知症初期集中支援チーム責任者、2018年2月から愛知県の西尾市ならびに知立市の認知症初期集中支援チームのアドバイザー兼務。

所属学会：日本神経学会、日本脳血管・認知症学会、日本脳卒中学会、日本認知症学会、日本神経治療学会、日本神経心理学会など。

●装丁　インディゴデザインスタジオ
●イラストレーター　サノマキコ
●編集協力・DTP　オフィスミィ

イラストでわかる せん妄・認知症ケア
～家族の様子がおかしいと感じたら～

令和2年11月20日　初版発行

著　者　川畑信也
発行者　東島俊一
発行所　株式会社 法研
〒104-8104　東京都中央区銀座1-10-1
電話 03（3562）3611（代表）
http://www.sociohealth.co.jp

印刷・製本　研友社印刷株式会社

0101

SOCIO HEALTH

小社は（株）法研を核に「SOCIO HEALTH GROUP」を構成し、相互のネットワークにより、"社会保障及び健康に関する情報の社会的価値創造"を事業領域としています。その一環としての小社の出版事業にご注目ください。

ISBN 978-4-86513-733-0　定価はカバーに表示してあります。
乱丁本・落丁本は小社出版事業課あてにお送りください。
送料小社負担にてお取替えいたします。